몸

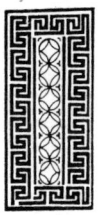

아버님께 이 책을 바칩니다

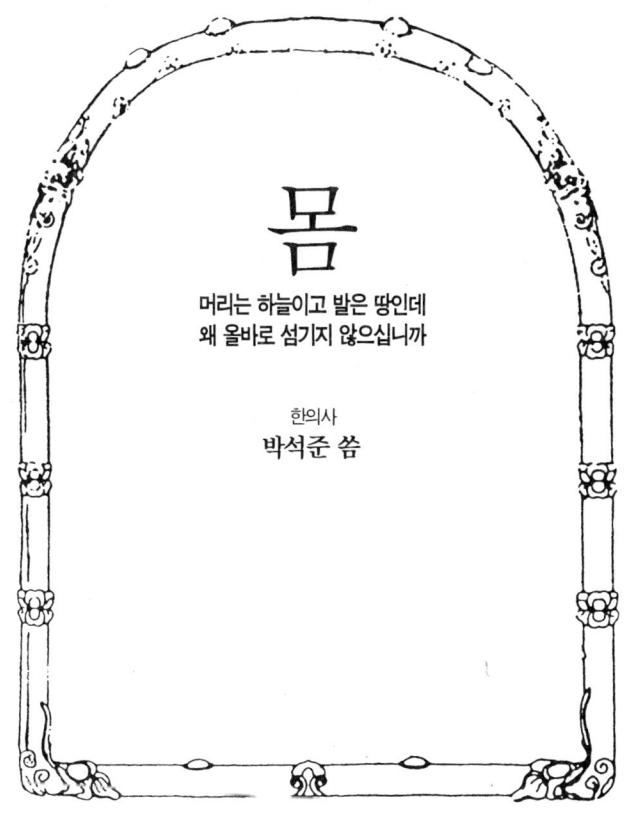

몸

머리는 하늘이고 발은 땅인데
왜 올바로 섬기지 않으십니까

한의사
박석준 씀

소나무

책이름 / 몸

분류 번호 / KDC 510.7

펴낸곳 / 소나무

펴낸이 / 유재현

글쓴이 / 박석준

편집 / 김계현 · 김내일

표지 디자인 / 아이콘

마케팅 / 안혜련 · 임중혁 · 장만

인쇄 / 대원인쇄

제본 / 명지문화

등록일 / 1987년 12월 12일

등록 번호 / 제2-403호

제1판 1쇄 / 1995년 1월 27일

4쇄 / 2003년 4월 7일

주소 / 121-230 서울시 마포구 망원동 472-15 금풍빌딩 6층

전화 / (02) 325-4660

전송 / (02) 325-4649

전자우편 / soltree@chollian.net

전자집 / www.sonamoo.or.kr

ISBN 89-7139-401-3   03510

차 례

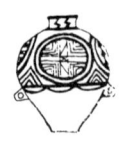

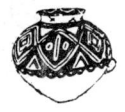

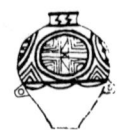

오래 잘 산다는 것

아직 장수를 위한 양생에 관해 말할 나이가 되지도 못하면서 이런 내용의 글을 쓴다는 것이 매우 조심스럽습니다. 더욱이 평소 내 몸의 양생을 위해 별다른 노력을 기울이지 않았던 저의 처지를 생각해 본다면 더욱 그러합니다. 아직 젊다는 이유만으로 무리한 생활을 자처하기도 했던 저의 지난날은 어쩌면 양생과 거리가 먼 듯 느껴집니다.

그럼에도 이런 글을 쓰기로 한 이유는 잘못된 건강 상식과 생활 방식이 실제로 질병을 일으키는 주요한 원인 중의 하나가 되고 있다는 현실 때문이었습니다.

건강 혹은 양생이라는 것이 백인백색의 구체적인 개인에게 적용되는 것이고, 이런 점에서 각 개인의 차이가 매우 클 수밖에 없습니다. 그렇기 때문에 이렇게 하면 건강에 좋고 저렇게 하면 나쁘다고 하는 주장이 사람마다 어느 정도 차이가 있기 마련입니다. 그런데 또 이것이 지나쳐서 소위 건강 상식이 서로 완전히 반대로 나타나는 경우도 있습니다.

예로 하루 두 끼만 먹어야 한다는 사람이 있는가 하면, 네 끼 혹은 그 이상으로 나누어 먹는 것이 좋다는 사람도 있습니다. 채식만 하라고 하는 사람이 있는가 하면 육식을 위주로 해야 된다는 사람도 있습니다. 여기에 '건강 식품'까지 더하여 알로에만 먹으면 만병통치라고도 하고, 스쿠알렌만 먹으면 건강해진다고도 합니다. 죽염을 매일 먹으라고도 하고, 자신의 오줌을 먹으라고도 하고, 포도만 먹어도 된다고 합니다. 예전에는 모든 것이 모자라서 문제가 되더니 이제는 좋다는 것이 너무 많아서 탈이 되고 있습니다.

먹는 문제가 해결되면서 많은 사람들이 건강에 관심을 갖고 오래 잘살고자 하지만, 반대로 우리의 생활에서는 건강에 대해 올바른 지식을 얻을 기회가 점점 줄어들고 있습니다. 학교 교육은 입시에만 매달려 체계적인 보건 교육을 등한시하고 있습니다. 이렇게 학교를 졸업하고 나서 곧장 사회로 나가면 바쁜 하루 일과에 쫓겨 건강은 뒷전이 되고 맙니다.

경제적으로든 사회적으로든 건강을 생각할 만한 나이가 되면,

이 때는 이미 몸에 적신호가 켜진 뒤입니다. 뒤늦게 이런저런 정보를 찾아보지만 이번에는 오히려 지나치게 많은 정보가 판단을 흐리게 합니다. 결국 광고를 보고 몸에 좋다는 방법을 찾습니다. 정규 프로든 광고든 텔레비전에 한번이라도 나온 건강 상식이나 약, 식품만이 내 건강을 지켜 줄 유일한 구세주로 보입니다.

그러는 사이에 병은 점점 깊어지고 마음은 더 급해집니다. 요즘 '한국의 명의'라는 '광고'가 크게 유행하고 있습니다. 과연 그 사람들이 『소설 동의보감』에 나오는 허준과 같은 수준에서의 명의인지, 또 무슨 기준으로 명의를 찾았는지는 모르겠습니다. 그러나 이런 기사가 일반인의 마음을 사로잡는 것은 그 동안 우리의 건강 관리가 그만큼 잘못되어 있었다는 사실을 역으로 보여 주는 것입니다.

모든 사람들이 올바른 양생법에 의해 건강 관리를 잘해 왔다면 성인병도 그만큼 줄어들었을 것입니다. 설혹 병에 걸렸다 하더라도 대체적인 병의 원인을 이해하여 식이 요법이나 생활 태도를 개선함으로써 질병을 이길 계획을 세울 수 있을 터이니, 오로지 '명의'만을 찾아 헤매지는 않을 것입니다. '한국의 명의'가 유행하는 뒷면에는 건강에서 소외된 국민이 있는 것입니다.

오래 사는 것을 장수長壽한다고 합니다. 장수의 '장'자는 물론 '길 장'자로 여기서는 '오래'라는 뜻으로 쓰입니다. 그런데 사전을 찾아보면 이 '장'자는 남보다 낫다(長點), 우두머리(家長), 자란다(生長), 기른다 등의 뜻으로도 쓰이고 있습니다. 이걸 보면 장수란 그저 오래 사는 것만이 아니고 '잘산다'는 의미도 갖고 있는 듯합니다. 한 집안의 가장처럼 흔들리지 않는 올바른 원칙을 세우고 한평생을 이끌어 나가는 것, 삶을 잘 가꾸어 나가는 것, 이런 의미들도 있다는 말입니다.

이처럼 장수라는 말의 의미를 더 넓게 본다면 장수에도 도道가 있습니다. 도란 사람이 다니는 길입니다. 길이 잘못 나 있다면 우리가 원하는 곳에 갈 수 없습니다. 가다가 막힌 길이라면 문제가 더 큽니다. 제대로 훤히 뚫린 길만이 도입니다. '장수의 도'는 장수에 이르는 가장 올바른 길이라는 말이 됩니다. 병에 걸리지 않을 뿐 아니라 건강하게 잘사는 방법이 장수의 도입니다.

"모로 가도 서울만 가면 된다"는 말이 있듯이, 장수에 이르는 길은 여러 가지가 있을 수 있습니다. 그러나 그렇다고 하여 온갖 수단과 방법을 가리지 않고 장수할 수는 없는 일입니다. 나만 잘살자고 다른 사람에게 피해를 주거나 비윤리적인 방법으로 장수를 꾀할 수는 없습니다. 공해 문제에서 보듯이 그런 방법으로는 남과 나 모두를 파멸로 이끌 수 있습니다.

오히려 "모로 가도 서울만 가면 된다"는 말은 각 개인마다의 차이를 잘 살펴서, 각기 자기에게 맞는 양생법을 실천해야 한다는 말로 읽어야 할 것입니다.

예로 몸이 차고 소화도 잘 안되는 사람에게 찬물이 좋다고 억지로 먹게 하지 않으며, 평소 몸에 열이 많은 사람에게 인삼이 좋다고 무조건 강요하지 않는 게 그것입니다. 쇠고기가 몸에 좋은 사람이 있는가 하면 돼지고기가 좋은 사람이 있습니다. 또 운동이나 약간 힘든 일로 땀을 흘려야 할 사람이 있는가 하면, 가벼운 산책으로 그쳐야 할 사람이 있는 것입니다.

사람마다 먹는 음식이 다르고 살아가는 방법이 다르더라도, 그것이 그 사람의 체질이나 건강 상태에 맞다면 바로 그것이 도입니다. 고정된 도는 도가 아니라는 『노자』의 말이 장수를 위한 방법에서도 그대로 통합니다.

이 글을 쓰면서 저는 가능한 한 한의학의 관점에서 장수를 살펴보았습니다.

우리 사회에는 한의학과 서양 의학이라는 두 가지 다른 설명 체계가 있습니다. 사람이라는 똑같은 대상을 놓고도 이토록 다른 이론이 성립될 수 있다는 사실이 믿기지 않을 정도입니다. 그렇지만 한의학의 양생법과 서양 의학의 그것은 때로 대립되기도 하고, 어느 정도 맞아떨어지는 것도 있습니다.

아직 어느 것이 진리라고 단정하여 모든 사람의 공감을 얻기에는 무리가 있겠지만, 저는 여기에서 한의학의 관점으로 모든 문제를 바라보고자 합니다.

왜냐하면 한의학의 방법론과 그것이 바탕으로 삼고 있는 세계관은 흔히 생각하는 것보다 훨씬 '과학적'이며, 나아가 있는 그대로의 자연을 설명할 수 있다고 보기 때문입니다. 또한 지금까지 전해져 오는, 적어도 2천 년 이상의 임상 경험은 다양한 편차를 갖는 각 개인의 경험을 일반화하기에 충분한 양이라고 보기 때문입니다.

물론 그렇다고 하여 서양 의학의 성과를 외면하려는 것은 아닙니다. 다만 그런 성과를 한의학적으로 거둬들이려 할 뿐입니다.

이 책이 나올 수 있었던 데에는 오늘의 저를 있게끔 가르쳐 주신 여러 선생님들의 노고가 있었습니다. 깊이 머리 숙여 감사드립니다. 또한 한의학을 포함한 모든 학문의 서적과 이런 서적을 꾸준히 공급해 온 출판 관계자 여러분이 없었다면, 이 책도 나올 수 없었을 것입니다. 대나무나 비단에 쓰여졌던 오랜 옛날의 책들을 보며 엄청난 세월의 무게를 느낍니다.

마지막으로 저를 나으시고 길러주신 부모님께 이 부족하기만 한 글을 바칩니다.

1995년 1월 10일
장대재에서 박석준 씀

건강한 사람을 찾아서

음식도 흔하고, 약도 흔하고, 의사도 흔한데
정작 오롯이 건강한 사람은 드문 세상이
되었습니다. 많은 분들이 건강을 잃고 나서야
그 고마움을 깨닫고 병이 든 후에 건강을 되찾으려
애쓰지만 한번 잃어버린 건강은 돌이키기
힘이 듭니다. 또 특별히 아픈 데는 없지만
늘 피곤하고 무기력한, 이른바
반건강인半健康人들이 나날이 늘고 있습니다.
그런데도 바쁜 일상에 쫓기는 대부분의 현대인들은
아직은 괜찮겠지 하는 방심 속에서
불안한 나날을 보내고 있습니다.
제1부에서는 한의학에서 바라보는 건강의 뜻은
무엇이며, 어떻게 지키라고 가르치는지
알아보겠습니다.

다시 배워야 할 건강의 뜻

사람은 누구나 건강하기를 바라며 또 오래 살기를 원한다. 단군 신화에 이미 쑥과 마늘이 약으로 사용됐다는 기록이 있는 것을 보면, 인류가 생기면서부터 질병 없이 건강히 살고자 하는 노력이 끊임없이 이어져 왔다는 것을 알 수 있다.

그러나 막상 건강하다는 것이 무엇인가를 물으면 답하기가 쉽지 않음을 알 수 있다. 정말 질병만 없으면 건강하다고 할 수 있을까? 병은 없지만 허약하여 일을 하지 못하고, 그야말로 밥만 축내고 있다면 건강하다고 할 수 있는 것일까?

아닐 것이다. 반면에 병도 없고 몸도 든든하여 아무 문제가 없지만 정신적 장애로 갑작스러운 행동을 하거나, 방구석에 틀어박혀 아무 일도 하지 않고 있다면 역시 건강하다고 할 수 없다. 또 육체나 정신 모두 아무런 문제가 없지만, 사회에 물의를 일으키는 행동을 하여 원만한 사회 관계를 유지하지 못한다면 이 또한 건강하다고는 할 수 없다.

그래서 세계 보건 기구에서는 단순히 질병이 없거나 허약하지 않은 상태만이 아니라 그 사람이 육체적, 정신적, 사회적으로 원만하게 살아갈 수 있는 이상적인 상태를 건강이라고 정의하였다.

그러면 한의학에서는 건강을 어떻게 보는가.

한의학에서는 건강을 음양의 역동적 조화라고 본다. 즉 우리 몸을 이루는 여러 요소들을 음과 양으로 나누고, 이것이 고여 있는 물처럼 균형만 맞추고 있는 상태가 아니라 늘 흐르는 물처럼 조화를 이루어 나가는 것이 바로 건강이라는 말이다.

그래서 한의학에서 보는 가장 이상적인 인간은 음양이 잘 조화되어 화평한 사람, 곧 음양화평지인陰陽和平之人이다. 그냥 진인 眞人이라고도 하는데, 이 진인이야말로 가장 건강한 사람이다. 『황제내경黃帝內經』에서는 이 진인이라는 사람에 대해 다음과 같이 말하고 있다.

황제가 말하기를 "아주 오랜 옛날에 진인이 있어서 자연을 다 알아 운용하였으며, 음양의 이치를 이해하여 정기精氣를 호흡하고 홀로 정신을 안으로 지켜 피부와 형체가 늘 한결같았기

黄帝素問大要題誌

素問誰人所作先儒有言戰國時人所作其果然乎

余觀夫素問之為書也上窮天地陰陽之原中通死

生述明之故下察昆虫草木之微靡不底極非神聖

生知其孰能與於此孔子曰黄帝生而神聖而能

言達死生之理知草木之味其素問之謂乎然今觀

其文支其辭李有襄世之體其果戰國時人所為乎

大醫藥者亦聖人開物成務之功保民賛化之事則

其宗旨大綱盖出於黄帝與岐伯論理天人而傳受

至周季方演益張皇之此故其中亦妄有商後矛盾

『황제내경』은 한의학의 최고 고전으로 의가醫家는 물론 일반인에게
도 필독서로 권장할 만하다. 사진은 우리나라의 석곡石谷 이규준
(1855~1923)이 『황제내경』에 대해 부양론扶陽論의 관점에서 주석을
달은 『황제소문대요』이다.

때문에, 이 세상이 끝나는 날까지 살 수 있어서 그 수명이 끝나는 때가 없었다. 이는 그 양생의 도가 살아 있음이다.

그 뒤의 때에 지인至人이 있어서 덕을 두텁게 쌓고 양생의 도를 온전히 하여 음양의 이치와 사계절의 변화에 조화되니, 세속을 떠나 정精을 쌓고 신神을 온전히 하여 천지간을 흘러 다니며 온 세상의 밖까지 두루 보고 들을 수 있으니 이 사람은 수명을 늘려 강한 사람이다. 마찬가지로 진인이라 할 수 있다.

그 다음으로는 성인聖人이 있어서 조화로운 세계에 거처하면서 인간사에 따르고, 세속에서 좋아하는 것과 욕망을 적절히 하여 노여워하는 마음이 없었다. 그 행동거지는 세상을 떠나 있으려 하지 않고 세상 사람의 눈밖에 나려 하지 않는다. 무리하게 일을 벌여 몸을 수고롭게 하지 않고 마음속에 이런저런 생각으로 우환이 없음으로써, 마음을 비우는 데 힘쓰고 스스로 덕을 얻음을 공으로 알아 몸이 쇠해지지 않으니 정신이 흩어지지 않는다. 이런 사람도 백 살 이상을 살 수 있다.

그 다음은 현인賢人이 있는데, 자연을 본받아 해와 달을 본뜨며 천체의 운행을 이해하여 음양에 잘 따라서 사계절을 잘 알고, 장차 오랜 옛날의 도를 따라 같아지려 하니 수명을 더할 수는 있으나 죽는 때가 있다."

—「상고천진론」

우리가 일반적으로 알고 있기로는 성인이 가장 위대한 사람이다. 그런데 여기에서는 등수로 치면 세번째에 해당하는 사람으로 되어 있다. 이는 한의학의 여기저기에 도교의 영향이 깊게 스며들어 있기 때문이다.

성인은 유교에서 말하는 최고의 인간일 뿐이고 도교에서는 진인을 최고의 인간으로 본다. 진인 정도가 되면 이미 사람이라기보다는 신선이라고 해야 한다. 한의학은 도교의 영향 속에서 그 이론이 이루어졌기 때문에 이런 차이가 불가피하다.

유교가 현실을 무시하지 않고 끊임없이 사회 속으로 들어가려고 했다면, 도교는 그런 시도를 그다지 중요시하지 않은 것 같다. 사람에 따라서는 유교의 적극적인 현실 참여를 권력에의 아부 정도로 비웃을지도 모른다. 그리고 반대로 도교의 초연한 무위 자연을 무능력과 기회주의로 몰아붙일 수도 있다. 그렇지만 아무튼 여기서 가장 중요한 것은 건강과 장수는 자연과 함께 음양의 법칙에 따라 살 때 가능하다는 사실이다.

한의학은 바로 이러한 음양의 조화를 연구하는 과학이다. 우리는 건강과 장수를 말하면서 양생이나 섭생을 떠올린다. 이것 또한 음양의 조화를 추구하는 한 방법이다. 즉 약이나 침 등의 치료 이전에 생활을 음양에 맞춤으로써 근본적인 치료인 예방을 하고자 한이다.

병들기 전에 병을 치료한다

에릭 시걸의 『닥터스』라는 책의 첫머리를 보면 이런 구절이 나온다. 의대 신입생을 대상으로 한 첫 수업에서 교수는 아무 말 없이 칠판에 26이라는 숫자를 써놓는다. 학생들은 호기심으로 가득 차고 교실은 술렁거린다. 이 때 교수는 이렇게 말한다.

이 지구상에 질병은 수천 가지나 되지만 의학적으로 치료법이 개발된 것은 26개뿐입니다. 나머지는 우리들의 숙제입니다.

의대 신입생을 향한 화두 치고는 참으로 놀랍다. 그런데 더욱 놀라운 것은 치료가 가능한 병이 아니라, 치료할 수 있는 방법이 개발된 것이 불과 26개라는 사실이다. 복제 인간이 나오고 인간의 희노애락까지 조절해 주는 약이 나올 판에, 아직 26개의 치료법밖에 연구되지 못했다는 것은 좀처럼 믿기지 않는 사실이다.

그러나 이것이 단순한 소설적 가상에 불과하다고 할지라도 현재의 의학이 그다지 만족스럽지 못한 것만은 사실이다. 아스피린만 해도 개발된 지 100년 정도 지났지만, 아직도 그 약리 작용이나 부작용에 대한 연구가 진행중에 있다. 만병통치약으로 말하는 인삼도 연구한 지 100년이 훨씬 지났으나, 아직 인삼의 약효를 나타내는 주요 성분을 분석해내지 못하고 있는 형편이다.

지금 여기에서 저자는 현대 과학의 한계를 말하려는 것은 아니다. 문제는 일단 병이 든 뒤에 건강을 책임질 수 있는 것은 별다른 것이 없으며, 결국 병을 예방하는 것만이 최선의 길이라는 사실이다. 한의학에서는 이렇게 말한다.

성인은 이미 병든 것을 치료하지 않고 병들기 전에 치료한다. 이미 어지러워진 것을 다스리지 않고 어지럽기 전에 다스린다……. 무릇 병이 이미 든 후에 약을 쓰고 어지러워진 뒤에 다스리려는 것은, 목이 마른 뒤에야 우물을 파는 것과 같고 싸움을 당해서야 무기를 만드는 것과 같으니 이 어찌 뒤늦지 않겠는가.

— 「사기조신대론四氣調神大論」

이 말은 『황제내경』에서 나오는 말로 모든 양생법에서 가장 중요한 말이다. 기계도 한번 고장 나면 자꾸 고장 나기 마련이다. 사람의 몸도 마찬가지이다. 병이란 하다 못해 감기나 발이 삐는 것도 한번 걸리면 그만큼 몸이 상하게 되며, 걸린 사람이 또 걸릴 확률이 높아진다.

심한 병은 말할 것도 없지만 설혹 완치가 된다고 해도 병이 들기 전의 상태와 비교해 보면 그 차이를 느낄 수 있다. 이는 나이가 들수록 더욱 실감나는 말이다. 한의학은 병들기 이전에 병을 치료하려는 과학이다. 즉 예방이야말로 가장 적극적인 치료라는 말이다. 그리고 그 방법은 음양의 조화에 있다. 일상 생활에서 음양의 조화를 찾고 그 속에서 건강과 장수를 추구하는 것이 바로 한의학이며 좁게는 양생이라고 할 수 있다.

그러므로 양생이란 단순히 뭐에는 뭐가 좋고 하는 식의 짜맞추기가 아니다. "천하를 얻어도 내 몸이 없다면"이라는 식으로 남이야 어떻게 되든 말든 내 몸보신이나 잘하려는 것도 아니다. 굳이 신선이 되고자 하는 사람도 있겠지만 양생이란 신선을 일차적인 목적으로 하는 것이 아니다.

그보다 양생은 자연 속에서 음양의 조화에 맞추어 건강하게 살려는 것이다. 건강하다는 것은 육체나 정신만이 아니라 사회적인 건강까지를 포함한 것이다. 인간 역시 하나의 자연이라면 사람과 사람이 만드는 사회의 조화 역시 자연스러워야 한다. 올바른 사회 관계를 만들고 지켜나가는 것도 스스로 그러한 자연의 건강을 이루어가는 길이다.

프란츠 파농이라는 의사는 식민지에서 식민 통치를 당하는 국민들이 정신적, 육체적으로 어떻게 고통받는지에 대해 매우 자세하게 보고하고 있다. 파농에 따르면 자연스럽지 못한 사회는 인간의 질병을 유발하는 또 하나의 원인이 된다. 그러므로 병들기 전에 병을 치료하려면 몸도 마음도 사회도 음양의 조화에 맞춰 나가야 한다.

음양의 조화에 어긋나는 몸가짐, 마음가짐, 사회 질서가 하나하나 고쳐져서 가장 자연스러운 몸, 가장 자연스러운 마음, 가장 자연스러운 사회가 이루어질 때 바로 거기가 선계(신선 세계)이며, 우리는 거기에서 노니는 신선이 되는 것이 아닐까.

무엇이 음양의 도에 어긋나는가

음양의 조화를 맞춘다는 것은 무엇인가?

음양이란 음지와 양지처럼 서로 상반되는 두 가지를 말한다. 남자와 여자도 음양에 해당되며, 이 때 음양의 조화란 두 사람의 원만한 결합을 의미한다. 물론 육체적인 결합만이 아니라 정신적 교류와 사회적인 생활도 포함한 말이다.

노처녀가 시집을 가더니 날카로운 성격도 없어지고 이런저런 잔병치레도 안하게 되었다는 말은, 바로 음양의 조화가 이루어졌다는 한 예이다. 양만 있어서는 생겨나지 못하고 음만으로는 이루지 못한다. 그러므로 음양이 서로 갈마들어 교접해야 만물이 생겨난다.

太極圖

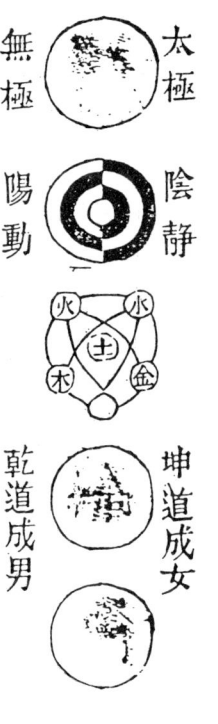

萬物化生

송나라 때의 철학자 주돈이周敦頤의 「태극도」. 태극과 음양, 오행 등의 개념을 통하여 이 세계의 생성과 운동 원리를 보여주고 있다.

이런 생각은 동양권에서는 일반적인 것이었다. 『주역』을 비롯한 동양의 경전에는 음양 사상이 밑바탕에 깔려 있으며 새옹지마塞翁之馬 같은 고사성어에서 보이는 인생관에도 역시 좋은 일과 나쁜 일은 서로 갈마든다는 음양적 인식이 깔려 있다.

서양에서도 이와 비슷한 생각이 보이기는 하나 동양의 음양 사상이 각광을 받기 시작한 것은 의외로 최근의 일이다. 현대 물리학의 연구 성과 가운데 닐스 보어Niels Bohr의 상보성 이론은 음양 이론을 적극적으로 평가한 하나의 예에 불과하다. 철학이나 사상 분야에서가 아니라 현대의 최첨단 과학 분야에서 음양을 다시 보고 있다는 데에 문제의 중요성이 있다. 물론 여기에도 문제가 없지는 않겠지만 옛 지혜를 다시금 돌이켜 본다는 의미에서라도 중요한 일이 아닐 수 없다.

그런데 철학이나 과학 이론이 아니라 실제 생활에서 어떻게 음양의 조화를 맞추어야 하는가 하는 문제는 더욱 어렵게 보인다. 무엇이 음양의 조화인지를 모르니 어려움은 더 커질 수밖에 없다. 그러나 『황제내경』에서는 이 문제를 아주 쉽게 풀고 있다.

황제가 기백에게 묻기를,

"내가 듣기에 옛날 사람들은 나이가 백살이 지나도 동작이 여전했다고 하는데 지금 사람들은 나이가 쉰 살만 되어도 쇠약해지니 시절이나 세상이 그때와 다르기 때문인가, 아니면 사람들이 양생의 도를 잃었기 때문인가?"

기백이 대답하기를,

"옛날 사람들은 양생의 도를 알아 음양을 본받고 양생의 술법에 맞추어 음식은 절도 있게 먹고 기거하는 것이 일정하여 함부로 몸을 수고롭게 하지 않았습니다. 그러므로 몸과 마음이 모두 건전하여 타고난 수를 다하여 백살이 지나도록 살다가 죽었지만 지금 사람들은 그렇지 않습니다.

술을 물 마시듯 마시고 망령된 짓을 일삼으며 술에 취하여 방사를 하므로 정액을 다 써버리고 진기를 흩어지게 하니, 정기를 충실히 보전하지 못하고 제때에 정신을 쓰지 못하여 마음을 즐겁게 하는 데만 힘쓰고, 진정한 삶의 즐거움에 거슬러 기거에 절도가 없으므로 쉰 살만 되어도 쇠약해집니다.

옛날의 성인이 아랫사람을 교화할 때는 모두 나쁜 기운과 병을 일으키는 바람을 피하는데 때를 맞춰 피하라 하였고, 고요하고 소박한 심정으로 마음을 비우면(恬憺虛無) 진기가 생겨날 것이며 정신이 안정될 것이라고 하였으니 병이 어디서 생기겠습니까.

그러므로 뜻이 한가해져서 욕심을 줄이고 마음이 안정되어 두려움이 없고, 일을 하되 피곤하지 않으며 기가 따라 순조롭게 되고 각자가 하고자 하는 대로 모두 얻을 수 있었습니다. 그래서 자기가 먹는 음식을 달게 여기며 자기 몸에 맞는 옷을 입고 자기가 사는 곳의 풍습을 좋아하며, 높은 지위에 있는 사람이나 낮은 지위에 있는 사람이나 서로를 부러워하지 않았기 때문에 그 백성들을 소박하다고 합니다.

그러므로 욕심으로 그 눈을 수고롭게 하지 않으며 음란하고 나쁜 생각이 마음을 어지럽히지 않습니다. 미련한 사람이나 지혜로운 사람이나 현명한 사람이나 못난 사람이나 모두 외부의 사물에 구애받지 않으니 도에 딱 들어맞습니다. 옛날 사람들이 백살이 넘어도 동작이 여전한 것은 그들의 덕이 온전하여 병에 걸리지 않았기 때문입니다."

이 글은 2000년 전에 쓰여진 내용이다. 오늘날 30 내지 40대만 되면 허리가 아프고 수명이 백 살을 넘기 힘든 것은 과연 시절이 그때와 달라서인가 아니면, 우리가 음양의 도를 지키지 못해서인가?

결국 양생의 도는 올바른 식생활과 기거 습관, 적당한 노동과 그리고 정신 안정에 있다고 볼 수 있다. 바로 이런 것을 잘 지키는 것이 건강과 장수의 비결인 셈이다.

건강은 실천이다

아무리 좋은 건강법이라도 생활 속에서 스스로 행하지 않으면 소용이 없다. 또 주위에 보면 남의 말이나 광고에 귀가 솔깃해 얼마간 열심히 하다가, 시간이 지나면 시들해져 또 다른 건강법을 기웃거리는 사람이 의외로 많다. 그런데 이는 자신의 신성한 몸을 임상 실험의 재료로 삼는 것이나 다름이 없다. 건강을 지키는 데는 따로 왕도가 있을 수 없다. 자기 몸에 맞는 건강법을 찾아 매일 꾸준히 하는 것이 바람직하다. 또 과도한 욕심을 버리고 하루하루를 즐겁게 살려는 마음가짐이 필요하다.

전통 양생법은 이미 수천 년 동안 임상 실험을 마친 신토불이 건강법이니만큼 믿고 따를 수 있는 것이다. 또 각자의 체질이나 성품, 처지에 따라 알맞게 조정할 수도 있으니, 인간의 몸을 기계적으로 생각하는 서양식 방법보다는 우월한 방식이라는 것이 필자의 생각이다. 예로부터 내려오는 양생의 규칙을 알고 이를 실천해 나간다면 건강은 물론 행복한 삶을 가꿀 수 있을 것이다.

● 태을진인의 양생을 위한 일곱 가지 금기 사항
太乙眞人 七禁文

"一者少言語 養內氣"

첫째, 말을 적게 하여 내부의 기를 길러라.

말을 많이 하면 원기가 빠져 나간다. 말을 적게 하여 몸의 장부와 경락의 기를 길러야 한다.

"二者戒色慾 養精氣"

둘째, 색욕을 삼가하여 정기를 길러라.

봄만 있고 가을이 없거나 겨울만 있고 여름이 없어서는 안된다. 이를 조화시키는 것이 바로 도이다. 다만 정精을 잘 보존하는 것이 귀중하다.

"三者薄滋味 養血氣"

셋째, 맛있는 음식을 적게 하여 혈기를 길러라.

맛이 진한 음식은 피를 혼탁하게 한다. 담백한 음식으로 피를 깨끗이 해야 한다.

"四者嚥精液 養臟氣"
넷째, 정미精微로운 액체를 삼켜 장부의 기를 길러라.
정미로운 액체란 침이다. 매일 아침 이를 두드려 침을 고이게 한 후 삼키면 오장육부의 기를 기를 수 있다.

"五者莫嗔怒 養肝氣"
다섯째, 화를 내지 말고 간의 기를 길러라.
화를 내면 간을 상하게 된다. 화를 참아야 간의 기가 살아난다.

"六者美飲食 養胃氣"
여섯째, 음식을 맛있게 먹어 위의 기를 길러라.
먹는 음식을 맛있게 여겨 즐겁게 먹으면, 그것이 가장 맛있는 음식이다. 이런 음식만이 위의 기를 길러준다.

"七者少思慮 養心氣"
일곱째, 근심을 적게 하여 심장의 기를 길러라.
모든 병은 마음과 연관되어 있나. 근심은 심장을 상하게 한다.

"人由氣生. 氣由神旺 養氣全神 可得眞道 凡在萬形之中 所保者
莫先於元氣"

사람은 기로 인해 사는 것이며 기는 신으로 인해 사는 것이다.
기를 길러 신을 온전하게 해야 진정한 도를 얻었다고 할 수 있
다. 천지간의 수많은 것 중에서 보존할 만한 것은 원기元氣보다
앞서는 것이 없다.

이는 『수친양로신서』壽親養老新書라는 책의 「보양」保養편에
실린 글이다. 이 책은 원나라 때의 추현鄒鉉이 1307년에 편찬한
것으로 노인과 전문서이다. 양생의 중요한 요지를 잘 담고 있으
므로『동의보감』등에서 인용되고 있다. 오늘날에도 역시 중요
한 양생의 지침서로 읽힌다.

약간 겹치지만 여기 제1부 뒤에 오늘날 건강을 위해 알고 지
켜야 할 일을 몇 가지 덧붙여 본다.

●알고 지켜야 할 일

1. 마음을 바르게 하고(正心) 즐겁게 할 것(樂善).

정신 건강과 음식물은 우리의 건강에 큰 영향을 준다.

2. 음식을 짜게 먹지 말 것(禁鹽味).

3. 단 음식을 삼가할 것(禁甘味).

부득이 설탕을 먹게 될 경우, 백설탕보다는 흑설탕이 좋다. 조미료도 우리의 전통 양념으로 바꾸어 가도록 한다.

4. 음식을 가려먹지 말 것(禁偏食).

성인병에 잘 걸리는 사람(민족)들은 대부분 먹는 음식의 종류가 매우 적다.

5. 지나치게 맛있는 음식만을 찾지 말며 담백하게 먹도록 할 것(禁厚味).

6. 적게 먹을 것(少食).

아침과 점심은 충분히 먹되, 저녁은 꼭 적게 먹어야 한다.

7. 언제나 그 계절에 자연적으로 생산된 것을 먹을 것(季節食).

겨울철 딸기나 수박처럼 제철 음식이 아닌 것은 좋지 않다.

8. 가능하면 그 지방에서 생산된 것을 먹을 것(身土不二).

외국의 수입 식품은 우리 몸에 맞지 않으므로 되도록 먹지 않도록 한다.

9. 과음하지 말 것(禁過飮).

10. 담배를 피우지 말 것(禁煙).

11. 약과 음식은 체질에 따라 쓸 것(體質).

12. 병은 병이 생기기 전에 치료할 것(治未病 不治已病).

어떤 병이든지 예방이 중요하다. 그리고 병이 들고 난 뒤에는 치료가 더 어렵다.

몸의 작은 변화라도 의사와 상담하고 미리 예방해야 한다.

제2부

바르게 자고
맛있게 먹고
알맞게 움직이고

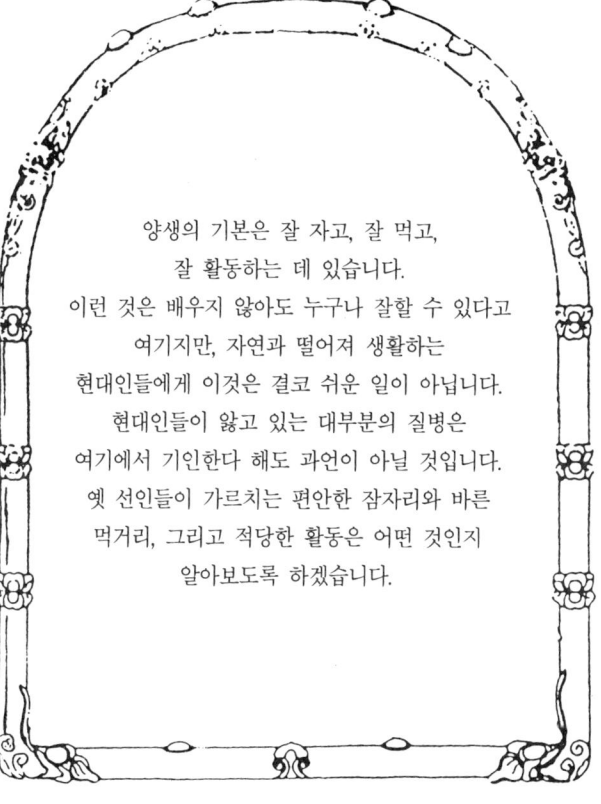

양생의 기본은 잘 자고, 잘 먹고,
잘 활동하는 데 있습니다.
이런 것은 배우지 않아도 누구나 잘할 수 있다고
여기지만, 자연과 떨어져 생활하는
현대인들에게 이것은 결코 쉬운 일이 아닙니다.
현대인들이 앓고 있는 대부분의 질병은
여기에서 기인한다 해도 과언이 아닐 것입니다.
옛 선인들이 가르치는 편안한 잠자리와 바른
먹거리, 그리고 적당한 활동은 어떤 것인지
알아보도록 하겠습니다.

무조건 일찍 자고 일찍 일어나면
건강에 좋지 않다

보통 일찍 자고 일찍 일어나면 건강에 좋다고 한다. 그러나 이는 항상 옳은 것은 아니다. 봄, 여름, 가을, 겨울 가리지 않고 무조건 이 원칙을 지키려 한다면 오히려 자연의 법칙에 어긋나는 꼴이 되고 만다. 실제로 많은 중풍 환자들이 이러한 잘못된 원칙 때문에 쓰러지고 있다.

예로 중풍은 여러가지 원인에 의해 유발되는데, 그중에서도 갑작스러운 기후 변화로 인해 발작하게 되는 경우가 흔히 있다. 특히 겨울에 자고 일어나 따뜻한 방안에 있다가 갑자기 차가운 바깥 공기를 접하여 쓰러지는 경우가 많다. 이것은 위와 같은 잘

못된 양생법에 따른 결과이다.

한의학의 고전인 『황제내경黃帝內經』에 보면 사계절에 따른 양생법에 관해 이렇게 나와 있다.

봄은 모든 것이 새롭게 발생하는 때이다. 자연의 모든 것이 생겨나 만물이 싱싱하다. 봄에는 늦게 자고 일찍 일어나야 한다. 한가로이 뜰을 거닐고 머리나 옷을 느슨하게 하고 마음도 자연과 마찬가지로 무언가 자꾸 생겨나게 하라. 다른 생물을 살리되 죽이지 말고, 남에게 베풀되 빼앗지 말며, 남을 칭찬하되 벌은 주지 말아라. 이것이 봄의 기운에 따라 생生을 기르는 양생의 도이다. 이에 거스르게 되면 간肝을 상하여 여름이 되면 찬 기운으로 인한 병이 생기니 더운 여름에 자라나는(長) 도를 맞이하기에 부족하다

— 『황제내경 소문黃帝內經 素問』「사기조신대론」

봄은 겨우내 추운 기운에 눌려 있다가 이제 막 따뜻한 기운이 퍼지는 때이다. 따라서 늦게 자고 일찍 일어나 봄의 따뜻한 기운을 받아들여야 한다. 머리도 너무 꼭 조여 매지 말고 옷도 느슨하게 입어야 한다. 이것이 양생법에 따른 올바른 치장법이다.

여름은 모든 것이 무성하고 아름다운 계절이다. 하늘과 땅의 기가 끊임없이 교차하니 만물은 피어나고 열매를 맺는다.

여름에는 늦게 자고 일찍 일어나야 한다. 햇빛을 싫어하지 말고 화를 내지 말아야 한다. 풀과 나무가 무성해지게 하고 늘 밖을 그리워하듯 기를 밖으로 내보내야 한다. 이것이 여름의 기에 따라 자라남(長)을 기르는 양생의 도이다. 이에 거스르게 되면 심(心)을 상하여 가을이 되면 학질이라는 병에 걸리니 가을의 거두어 들이는 기(收)를 맞이하기에 부족하다. 나아가 겨울이 되면 중병에 걸린다.

(위의 책, 같은 곳)

여름에는 늦게 자고 일찍 일어나야 한다. 무성하게 자연의 만물이 자라나는 때에는 사람도 활동을 많이 해야 하므로 자연히 늦게 자게 된다. 또한 햇빛을 싫어하지 말라고 하였다. 여름에 햇빛을 지나치게 많이 쏘이게 되면 일사병이나 피부병에 걸리겠지만, 요즘에는 오히려 에어콘에 의해 걸리는 냉방병이 문제가 되고 있다.

여름에는 적당히 발산을 해야 한다. 그러나 발산을 하되 화를 내서 풀지 말고, 적당히 햇빛을 쏘이고 활동을 많이 하여 땀을 흘려서 몸 안의 나쁜 기가 쌓이지 않도록 해야 한다.

여름에는 습도가 높고 더우니 자연히 화를 많이 내게 된다. 화를 내야 할 때 화를 내지 않으면 몸 속에 나쁜 기가 쌓이기 마련이다. 소위 스트레스가 쌓이는 것이다. 그렇다고 화를 내게 되면 오히려 간을 상한다. 따라서 화를 내지 않고 이 나쁜 기를 배설하기 위해서는 적당히 땀을 흘려야 한다.

그렇지 않으면 가을이 되어 감기 등이 쉽게 걸린다. 위에서 말한 학질이란 일반적으로 추웠다 더웠다 하는 질병을 모두 가리킨다. 여름에 받아들인 더운 기를 밖으로 내보내지 않으면, 이 것이 눌려 있으면서 여기에 가을의 찬 기운이 덮어 씌우니 추웠다 더웠다 하는 것이다. 가을을 잘 보내기 어렵다.

가을에는 어떠한가.

가을은 모든 것이 평온해져서 풍성한 수확을 거두어 들이는 때이다. 가을 바람은 급해지고 땅의 기는 맑고 밝아진다. 가을에는 일찍 자고 일찍 일어나야 한다. 곧 닭 우는 소리와 함께 일어나야 한다. 마음을 안정시켜서 가을의 매서운 기운이 침범하지 않도록 한다. 마음과 기를 안으로 끌어들이고 가을의 기가 고르게 퍼지도록 한다. 뜻을 밖에 두지 말고(밖의 일로 마음을 어지럽히지 말고) 폐의 기를 맑게 한다. 이것이 가을의 기에 따라 거두어 들이는 것(收)을 기르는 양생의 도이다. 이를 거스르면 폐를 상하여 겨울이 되면 설사 등의 병에 걸리니, 겨울의 갈무리(藏)하는 도를 받들기에 부족하다.

(위의 책, 같은 곳)

격정적인 여름이 지나고 모든 것이 갈무리되는 가을에는 급격한 기온의 변화가 일어난다. 아침 저녁의 기온차도 심해지고 하루가 다르게 추워지기 시작한다.

따라서 급격히 추워지는 저녁에는 이 나쁜 기운을 받지 않도록 일찍 자야 한다. 일어날 때는 일찍 일어나되 너무 이르지 않게 한다.

또한 여름과는 달리 자꾸 거두어 들여야 한다. 가을은 풍성한 수확의 계절이기도 하지만, 서리가 내리면 푸르던 잎이나 꽃이 시드는 것처럼 생명을 죽이는 면도 있다. 따라서 가을에는 마음도 몸도 거두어 들여야 한다.

이렇게 하지 못하면 먹은 음식이 소화되지 않고 그대로 설사로 나오는 병에 걸리게 된다. 이렇게 해서는 겨울을 잘 보내기 어렵다.

겨울은 가두어 깊이 간직해 두는 때이다. 물이 얼고 땅이 갈라진다. 양기를 불필요하게 요동시키지 말아라. 겨울에는 일찍 자고 늦게 일어나야 한다. 일어날 때는 해가 높이 뜨기를 기다리며, 마음속에 무언가 감춘 듯 밖으로 드러내지 말고, 이미 귀중한 것을 얻은 것처럼 하며, 추운 기를 없애고 따뜻하게 하라. 다만 너무 덥게 하여 필요없는 땀을 흘려서 양기를 빼앗기지 않게 한다. 이것이 겨울의 기에 따라 갈무리하는 것(藏)

을 기르는 도이니, 이에 거스르면 신腎을 상하여 봄이 되면 손
발이 무력해지고 차게 되는 병에 걸리니 봄의 자라나는 기(生)
를 받들기에 부족하다.

(위의 책, 같은 곳)

겨울은 저장하는 때이다. 추위가 몰려오니 양기를 저장하되
써버리지 말아야 한다. 여기에서 말하는 양기는 따뜻한 온기도
가리키나 주로 신腎의 양기이다. 부부 관계를 갖되 될수록 사정
하지 말아서 양기를 보존해야 한다.

또한 추운 기가 많은 때이므로 일찍 자서 추위를 피하고 해가
뜬 다음에 일어나 따뜻한 기를 받아들여야 한다. 이불 속에서 혹
은 실내에서 적절한 운동(간단한 손발 운동이나 맛사지 등)을
하여 몸을 밖의 추운 기운에 적응시킨 다음에야 일어나야 한다.

최근에는 아파트 등의 난방 시설이 너무 좋아 겨울에도 땀이
날 정도로 난방을 하는 경우가 있는데, 이것도 가뜩이나 부족한
양기를 뺏는 일이다. 건강을 지키려는 사람이라면 마땅히 더울
때는 좀 덥게, 추울 때는 좀 춥게 지내야 한다.

그리고 이런 생활 방식이 부족한 에너지도 아끼고 난방이나
냉방을 함으로써 유발되는 공해도 줄이는 길이니, 분명히 일석
이조 이상의 효과를 얻을 수 있다.

한의학에서는 일찍 자고 일찍 일어나야 할 때는 가을뿐이라고 가르치고 있다. 봄과 여름에는 늦게 자고 일찍 일어나야 한다. 그리고 겨울에는 일찍 자고 늦게 일어나야 한다.

그런데 우리의 일상 생활은 일률적으로 정해져 있어서, 언제나 일찍 일어나야 하고 일정하게 정해진 시간에 출근해야 한다. 더욱이 어떤 회사에서는 획기적인 방법으로 새벽 출근을 시도하고 있는데, 다시 한번 재고해야 될 문제이다.

이렇게 무리한 생활 규칙을 지키다 보니 자연히 몸에는 부담이 되고 피로와 불만은 점점 쌓여만 간다. 사회의 생활 리듬을 다시 바꿀 필요가 있다. 사회부터 건강한 구조로 바뀌어야 하는 것이다.

이를 위해서는 건강한 사회 구조로의 개혁을 위한 노력과 함께 우리의 보건 교육부터가 다시 시작되어야 한다. 자연과 어긋나는 보건 교육이 아니라 자연 속에서 호흡하고, 그야말로 '자연'스럽게 건강을 지킬 수 있는 보건 교육이 되어야 한다. 그리고 이것은 모든 부자연스러운 기존의 사고와 제도를 바꾸는 첫걸음이 될 것이다.

잠자는 방향

영어에서도 잠자는 모습에 대한 표현 중에 "통나무처럼 잔다"는 말이 있다. 피곤해 쓰러져 세상 모르고 잔다는 의미이다. 여기에는 다분히 '막 잔다'는 의미도 포함되어 있다. 그러나 잠은 그렇게 아무렇게나 막 자서는 곤란하다. 보통 사람들은 의식주라는 말의 순서처럼 먹고 입는 데는 많은 신경을 쓰지만, 정작 자는 데는 별로 신경을 쓰지 않는다.

잠은 자는 자세나 시간만이 아니라 잠자는 방향까지도 건강에 영향을 준다. 어느 쪽으로 머리를 두고 잘 것인지에 대해서는 예로부터 여러 가지 주장이 있어 왔다.

『황제내경』을 살펴보면 "봄과 여름에는 양기를 기르고 가을과 겨울에는 음기를 기른다"는 이론이 있다. 즉 인간도 자연의 하나이기 때문에 자연의 영향을 받기 마련이며, 양의 기운이 많은 봄과 여름에는 양기를 기르고, 음의 기운이 많은 가을과 겨울에는 음기를 길러 자연에 적응하라는 의미이다. 이를 방향으로 보면 동쪽은 오행으로 봄에 해당될 뿐만 아니라 해가 돋는 곳이기도 하여 양기가 많은 곳이다. 그러므로 봄과 여름에는 머리를 동쪽으로 둔다. 그리고 반대로 가을과 겨울에는 서쪽으로 머리를 두어 음기를 주관하는 서쪽의 기를 받아들이라는 것이다.

이렇게 되면 계절에 따라 머리를 달리 두어야 한다.

이에 비해 머리는 항상 동쪽을 향해서 두라는 이론도 있다. 고분을 발굴해 보면 대부분 머리를 동쪽으로 두고 있다. 이는 해가 뜨는 신성한 곳으로서의 의미를 강조한 것인데, 동쪽은 항상 기가 솟아 오르는 곳이기 때문에 동쪽으로만 머리를 두어야 한다는 것이다.

심하게는 각 계절마다 머리를 바꾸어 자야 한다는 설도 있다. 봄은 동쪽, 여름은 남쪽, 가을은 서쪽, 겨울은 북쪽이라는 식이다. 그러나 대부분의 의사들은 북쪽을 피하도록 권하고 있다. 왜냐하면 북쪽은 음기 중에서도 가장 강한 음기가 나오는 곳이므로, 이를 직접 받아들이게 되면 건강에 좋을 리가 없기 때문이다.

그런데 지구의 자장을 연구하는 미국의 한 학자에 따르면, 머리를 북쪽으로 하고 다리를 남쪽으로 하고 자면 훨씬 포근한 잠을 잘 수 있다고 주장한다. 이는 지구 자체가 하나의 자석으로 자장이 남북으로 형성되어 있기 때문에, 자기의 순환과 일치되어 건강에 좋을 것이라는 추측이지만 이와 정반대의 연구 결과도 나와 있다.

곧 중풍(뇌혈전의 경우)으로 쓰러진 사람을 조사해 본 결과 머리를 북쪽으로 두고 잔 사람들의 발병률이 훨씬 높다는 것이 그것이다. 자장의 흐름과 일치하여 잘 때, 일시적으로는 잠을 달게 잘 수 있을지는 모르나 궁극적으로 건강에는 좋지 않다는 말이다.

이상을 종합해 보면 머리를 두는 방향에는 아직 확고한 이론은 없으나, 북쪽을 피하고 가능하면 동쪽이나 서쪽으로 향해서 자는 것이 좋다는 결론이 나온다.

집 구조상으로도 대부분의 집이 남향이고 창문도 남북으로 나 있는 경우가 많으므로, 잠자리를 동서 방향으로 정하는 것이 자연스럽고 건강에도 좋은 것이다.

이외에 잠과 관련하여 지켜야 할 습관을 몇 가지로 정리해 보자.

● 편안한 잠을 위한 조건

(1) 자기 전에 너무 많이 먹지 않는다. 특히 자기 전 두 시간 이내에는 아무 것도 먹지 않는 것이 좋다. 자극성 있는 음식이나

인스턴트 음식은 더욱 나쁘다.

(2) 자기 전에 이를 닦는다.

(3) 자기 전에 머리를 빗는다. 머리 결을 보호할 뿐만 아니라 두피를 자극하여 혈액 순환도 돕는다.

(4) 자기 전에 뜨거운 물로 발을 씻는다. 위생적일 뿐만 아니라 대뇌에도 좋은 자극을 주며 피로도 가시게 해준다. 가벼운 불면증이 있는 사람에게도 좋다.

(5) 자기 전에 독서는 피한다. 특히 문학 작품은 감정을 과도하게 자극시킬 우려가 있으므로 좋지 않다.

(6) 이불을 머리까지 푹 덮고 자지 않는다.

(7) 시간이나 장소 등 잠자는 습관을 자주 바꾸지 않는다.

잠자는 시간

하루에 8시간을 잔다고 하면 일생의 삼분의 일은 잠을 자면서 보내는 셈이 된다. 자연계에서 낮과 밤이 교차되듯이 잠은 인체의 중요한 생명 현상 가운데 하나이다. 그래서 옛날부터 먹고 자는 것이 장수의 비결이라고 하였다.

그런데 잠자는 시간이 아깝다고 하루 4시간 수면법을 배우는 사람이 있는가 하면, 잠이 오지 않아 고생하는 사람도 있다. 또 수험생들은 잠만 조절할 수 있다면 걱정이 없겠다는 호소를 하는 것이 요즘의 실정이다.

사람이 피곤해지면 자는 것이 당연하지만 잠은 그저 쉬는 것만이 아니다. 잠은 인간의 활동에 따라 피로해진 심신을 보호하기 위한 행위이기도 하다. 특히 대뇌의 과로를 방지하기 위해서는 잠만큼 중요한 것도 없다.

신경이 과로하게 되면 신경 계통의 기능 실조가 나타나며 병에 저항하는 능력도 떨어지게 된다. 일의 작업 능률이 떨어지는 것은 말할 것도 없고 심하면 죽음에 이르기도 한다.

이렇게 중요한 잠을 어떻게 자는 것이 좋을까?

잠자고 일어나는 시간은 일반적으로 일찍 자고 일찍 일어나는 것이 좋다고 하지만 모든 경우에 그런 것은 아니다. 계절에 따라 달라서 봄과 여름에는 늦게 자고 일찍 일어나며, 가을에는 일찍 자고 일찍 일어나고, 겨울에는 일찍 자고 늦게 일어나야 한다. 보통은 계절과 관계없이 일찍 자고 일찍 일어나는 것이 좋겠지만 늦게 자고 늦게 일어나는 데에도 장단점이 있다.

일찍 자고 일찍 일어나면 정신이 맑아져서, 특히 이른 아침과 오전의 작업에 많은 도움이 된다. 게다가 기억력과 창조력도 향상된다. 그러나 오후로 접어들면서 기력이 떨어지고 정신 활동이 저하되기 시작한다.

반면에 늦게 자고 늦게 일어나는 방식은 오전의 작업 능률이 당연히 떨어지지만, 저녁이 되면 뇌세포가 고도로 흥분하게 되어 정신 집중과 사고 능력은 비교적 높아지게 된다. 그래서 일반적으로 농업 등 생산직에 근무하는 사람은 일찍 자고 일찍 일어나는 방식을 선호하며, 정신 노동을 하는 사람은 늦게 자고 늦게 일어나는 방식을 선호한다. 그러므로 가능하면 계절에 따라 수면 시간을 정하고, 여기에 자신의 직업이나 상황에 따라 조절을 해 나가는 것이 좋다.

잠자는 시간은 나이에 따라서 다르다. 정상적인 경우 어릴수록 잠이 많고 나이가 들수록 잠이 줄어드는데, 수험 생활로 가장 부담이 큰 15-20세 사이의 청소년은 9시간 내지 10시간이 평균 수면 시간이다. 성인(20세 이상)의 경우 보통 8시간을 평균으로 보지만 이것도 사람에 따라 다르다. 반면 60세가 넘으면 오히려 수면 시간이 늘어난다. 같은 사람일지라도 때와 장소에 따라 달라진다.

또 잠은 성격과도 관련이 있어서 대체로 활발하고 적극적인 사람은 자는 시간이 적고, 소극적이고 내성적인 사람은 잠이 많은 편이다. 그리고 남성보다는 여성이 자는 시간이 많은 편이다.

잠은 많이 잘수록 좋을 것 같지만 너무 오래 자면 잠과 관계된 중추 신경이 오히려 피곤해지며, 수면 중추 신경이 장시간 억제되면 각 장부의 기능도 감퇴된다. 그래서 한의학에서는 너무 오랫동안 잠을 자면 기를 상하게 된다고 말한다.

한 연구에 따르면 10시간 이상 자는 사람의 사망률은 7-8시간 자는 사람보다 80%나 높다고 한다. 반대로 너무 적게 자는 사람도 사망률이 높았다. 그러므로 자신의 나이와 활동량, 그리고 계절에 따라 적절한 수면 시간을 지키는 것이 건강에 유익하다.

잠이 너무 많은 것은 기가 허해서 그런 경우가 많다. 봄의 춘곤증이라는 것도 기(주로 소화기 계통인 비위의 기)가 허해서 그런 것이다. 반대로 불면증은 더 고통스러울 뿐만 아니라 치료도 까다롭다. 춘곤증이나 불면증이 가벼운 경우에는 대개 산보나 목욕, 간단한 체조, 음악 요법, 민간 요법 등으로 고칠 수 있다. 그렇지만 심한 경우에는 한의원에서 상의하고 생활상의 주의점과 함께 한약이나 침 등 적절한 치료를 받을 필요가 있다.

잠자는 자세도 중요하다

지금부터 약 1300년 전에 손사막이 지은 것으로 전해지는 『천금방千金方』에는 잠자는 자세에 대해 이렇게 적고 있다.

다리를 약간 구부리고 모로 눕는다. 똑바로 누울 때보다 사람의 기를 더해 준다. 공자는 잘 때 죽은 시체처럼 똑바로 눕지는 않았다. 그래서 잘 때는 구부리는 것을 싫어하지 않았으며 깨어 있을 때는 (손발을) 쭉 펴고 있는 것을 싫어하지 않았다고 하는 것이다.

이런 관찰과 이론은 과학적 근거가 있다.

보통 똑바로 눕거나 엎드리면 신체와 양다리가 고정되게 되

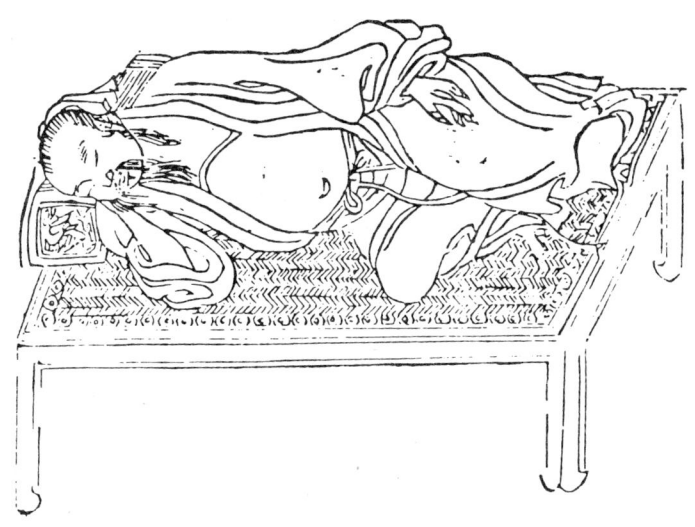

잠자는 자세 : 어머니의 뱃속에 있는 태아의 상태를 따르려는 경향은
도교의 중요한 특징이디. 인간은 태내에서 개체 발생만이 아니라 계
통 발생이라는 인류의 전과정을 압축적으로 경험한다. 오른쪽 옆구
리를 바닥에 대고 태아처럼 자려는 데에는 잠도 양생의 한 과정으로
보는 선인들의 지혜가 깃들어 있다. 그림은 『성명규지性命圭旨』의
와선도.

어 몸을 구부리게 하는 근육들이 쭉 펴진 상태에서 긴장하게 된다. 이런 자세에서는 충분한 휴식을 취하기 어렵다.

똑바로 엎드리면 몸무게로 인하여 가슴이 압박을 받아 폐나 심장의 기능을 방해하게 된다. 입과 코도 압박을 받으며 이런 자세로 오래 있으면 목도 피로해진다. 똑바로 누워도 자는 동안 자신도 모르게 손을 가슴에 올려 놓게 되어 마찬가지의 결과를 가져온다. 그러므로 나쁜 꿈을 자주 꾸는 사람은 이런 자세를 취하면 더 나쁘다.

또한 똑바로 누우면 혀뿌리가 자연히 뒤로 밀리기 때문에 호흡에 지장이 있거나, 간혹 침이 기관지로 들어갈 우려도 있다. 잘 때 입을 벌리고 자는 사람은 대부분 똑바로 누워 자는데, 이는 뒤로 밀린 혀가 호흡을 방해하기 때문에 이를 보충하기 위한 방법으로 입을 더 벌리게 된다. 반면 모로 누워 자면 위와 같은 부작용을 막을 수 있다.

그러면 왼쪽으로 누워야 하는가, 아니면 오른쪽으로 누워야 하는가? 왼쪽으로 누우면 심장이 압박을 받기 쉬우며 심장의 박동 소리가 들리게 되어 잠들기에 불편하다.

잠자는 가장 좋은 자세는 오른쪽으로 눕는 것이다(곧 오른쪽 옆구리를 밑으로 하여 눕는다). 양다리를 약간 구부리고 오른손은 구부려서 베개 앞에 놓고 왼손은 자연스럽게 왼쪽 다리 위에 올려 놓는다.

오른쪽으로 누우면 심장이 비교적 높은 위치에 있게 되므로 혈액을 보내는 데 유리하며, 반면 간장은 오른쪽 가장 낮은 위치에 놓이게 되어 많은 혈액을 공급받아 신진 대사를 촉진한다. 이는 한의학에서 말하는 "사람이 잠자리에 들면 피는 간으로 돌아간다"는 이론에 근거한 것이다.

위에서 십이지장과 소장을 거쳐 대장으로 가는 개구부(입구)도 모두 오른쪽으로 향해 있으므로 소화에도 유리하다. 폐의 부담도 적어서 충분한 산소를 공급받아 대뇌의 휴식을 돕는다. 모로 누울 때 척추도 가장 자연스러운 모양을 취하게 되며(척추 동물들은 대부분 모로 누워서 잔다), 손발은 자유롭게 움직일 수 있다. 잘 때 코를 고는 사람도 모로 누우면 훨씬 빈도가 적어진다.

장수하는 노인들의 잠자는 자세를 관찰한 결과에 의하면, 대부분 모로 누워서 자고 그것도 오른쪽으로 눕는 사람이 가장 많았다고 한다. 옛말에 "서 있을 때는 소나무처럼 서 있고, 앉아 있을 때는 종鍾처럼 앉아 있고, 잘 때는 활처럼 잔다"는 말은 바로 이를 두고 한 말이다.

그런데 사람은 자면서 최소한 20번에서 많으면 40-50번까지 자세를 바꾼다. 모로 눕는 게 좋지만 습관이 들지 않으면 자세를 계속 유지하기 어렵다. 지금부터라도 꾸준히 연습할 필요가 있다.

다만 무리하게 긴장해서 자세를 유지하려고 노력할 필요는 없다. 자연스러운 것이 가장 좋은 방법이기 때문이다.

고층 아파트는 좋은 집인가

어떤 집에서 사느냐에 따라 수명이 10년에서 25년까지 차이가 날 수 있다면, 막연히 생각했던 것보다 집이 얼마나 중요한지 알 수 있다. 집은 외부의 환경으로부터 신체를 보호하고 나아가 여러 가지 문화 생활을 가능하게 하는 곳이다. 실내에서 생활하는 시간이 늘어나면서 이제 집은 또 하나의 자연이라고도 할 만큼 중요한 곳이 되었다.

경제 개발과 함께 우리나라에도 아파트가 공급되면서 아파트는 단순히 주거의 대상이 아니라 중산층이 선호하는 대상이 되었고, 때로는 경제적인 이익까지 가져다 주는 곳이 되었다. 그러나 아파트라는 집단 주거 방식은 고려해야 할 점이 많다. 그중에서 가장 문제가 되는 것은 높이다.

얼마나 높은 곳에서 사는 것이 좋은가에 대해서는 아직 정확한 통계가 없다. 다만 지역적으로 볼 때, 높고 서늘한 지역에서 사는 사람이 낮고 더운 지역에서 사는 사람보다 평균 수명이 높다는 것은 여러 자료를 통하여 증명되고 있다.

한의학의 고전인 『황제내경』에서도 지역의 높낮이에 따라 사람의 수명이 다르므로 지세에 따라 치료를 달리하라고 가르치고 있다. 이는 땅의 기운이 인간에게 미치는 영향을 강조한 것인데, 풍수지리설은 바로 이런 원리를 발전시킨 것이다.

그런데 땅 자체의 높낮이는 이미 주어진 것으로 마음대로 바꾸기 어렵다. 어떤 지역이 낮다고 모두 높은 곳으로 이사를 가기도 어려운 일이다. 그렇다면 같은 지역이라도 집의 높낮이는 인간이 결정할 수 있는 것이기 때문에 신중하게 판단해야 한다.

우리나라에 풍수 사상을 전파한 것으로 알려진 도선의 『도선비기』에는 "산이 드물면 높은 집을 짓고 산이 많으면 낮은 집을 짓는다. ……우리나라는 산이 많아 높은 집을 지으면 자손이 쇠퇴하게 된다"고 쓰여 있다. 물론 여기에는 궁궐보다 높은 집을 짓지 못하게 하려는 정치적 고려도 포함된 것으로 보이지만, 그 바탕에는 음양 이론에 따라 인간과 자연의 조화를 도모하려는 발상이 깔려 있기도 하다.

확실히 집은 땅의 기운을 받을 수 있는 정도의 높이가 적당하다. 건강한 사람은 잘 느끼지 못하겠지만 노약자를 관찰해 보면, 높은 집에서 사는 사람과 땅의 기운을 받으며 사는 사람의 차이가 생각보다 크다는 사실을 알 수 있다.

고층에서 사는 어린이는 쉽게 감기에 걸리고 활동이 적으며, 적극성도 떨어진다. 고층에서 사는 노인들은 아무 이유 없이 자꾸 무기력해진다는 호소를 한다. 이런 현상은 다른 원인도 있겠지만 주로 땅의 기운을 받지 못하여 나타나는 증상으로 보인다. 땅의 기운을 현대 과학으로 측정한다는 것은 어렵지만, 어떤 연구에 따르면 땅의 기운을 받을 수 있는 최대한의 높이는 5층까지라고 한다.

옛날에는 건축 자재로 나무와 흙을 많이 이용했다. 특히 흙벽돌은 온도 조절은 물론 습도 조절과 방음벽 역할까지 하는 아주 좋은 자재이다. 콘크리트는 집을 짓고 나서도 매우 오랜 동안 독성을 뿜어내는데 비해, 흙벽돌은 땅의 기운을 뿜어 주기 때문에 더욱 이상적인 건축 자재라고 할 수 있다. 요즘에는 흙벽돌로 집을 짓기가 어렵지만 적어도 층수만큼은 5층 이하로 낮추는 것이 바람직하다.

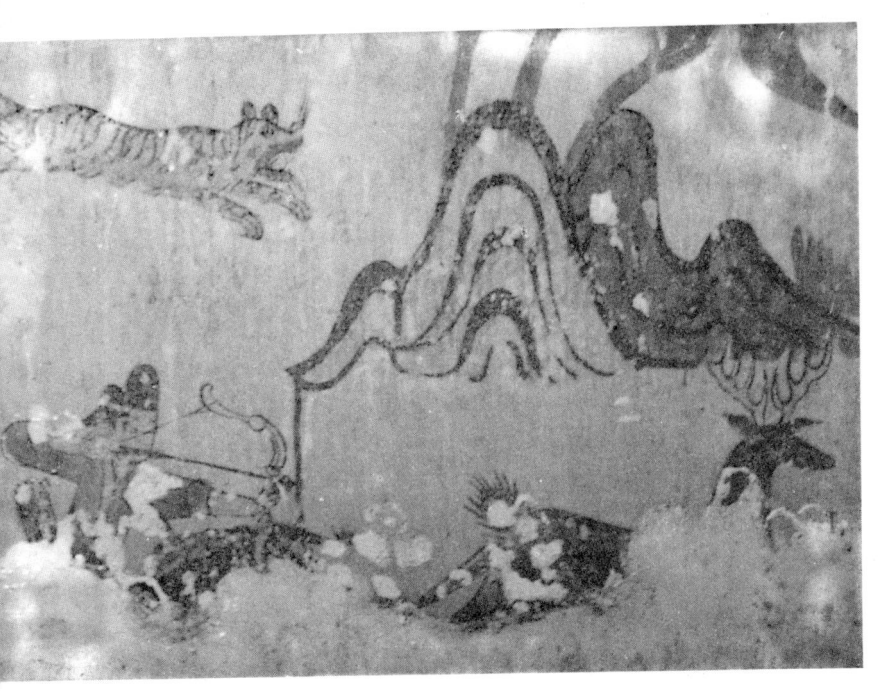

고구려 무용총 벽화의 수렵도에 보이는 산의 모습. 산 모양을 나타내
는 등선이 중국이나 일본의 그것과 달리 부드러우면서도 생동감이
넘친다.

건강에 알맞는 실내 온도

사람의 몸은 외부의 변화에 적응하도록 프로그램이 입력된 고성능 컴퓨터와 같다. 그래서 열대 지역에 살던 사람이 겨울철에 우리나라를 방문하게 되면 우리가 느끼는 것 이상으로 추위를 심하게 느낀다. 그리고 반대로 우리나라보다 더 추운 지역에서 살던 사람은 추위를 덜 느낀다. 이는 인체가 자연에 적응한 결과이다.

그러나 적응에도 한계는 있다. 더운 지역에 살던 사람이 추운 곳에서 생활하면 감기에 잘 걸리거나 관절염 계통의 질병이 잘 발생한다. 반대로 추운 곳에서 살던 사람이 더운 곳에서 생활하게 되어도 관절염 등에 쉽게 걸린다. 이런 원리는 아주 간단하고 또 당연하게 들리겠지만 실제 생활에서 이를 올바로 활용하는 사람은 적다.

계절의 변화에 따라 적응하는 우리의 인체도 위의 원리에 따른다. 여름에는 마치 우리가 더운 지역에서 사는 것과 같다. 그런데 집이나 사무실의 냉방이 지나치게 잘되어 있다면 더운 지역에서 살다 갑자기 추운 지역으로 옮긴 것과 마찬가지의 상태가 된다.

몸은 계절에 따라 더위에 적응하게끔 되어 있는데, 생활하는 장소는 가을이나 겨울의 상태이기 때문에 병에 쉽게 걸리게 된다. 여름에도 감기에 걸리는 사람이 많고 팔 다리의 관절이 아프다는 사람이 늘어나는 데에는 이런 원인이 있다.

『황제내경』에서도 여름에는 땀을 흘려서 기를 밖으로 내보내야 하는데, 이에 거스르게 되면 심心을 상하여 가을이 되면 학질이라는 병에 걸리고 겨울이 되면 중병에 걸린다고 되어 있다.

겨울도 마찬가지이다. 추위에 적응된 인체가 지나치게 난방이 잘된 실내에서 생활하면, 추운 지역에서 살다가 갑자기 더운 지역으로 옮긴 것 같은 상태가 되는 것이다.

『황제내경』에서는 이미 2천 년 전에 이에 대해 지적하였다. 겨울에는 너무 덥게 하여 필요 없는 땀을 흘려서 양기를 빼앗기지 않도록 한다. 이에 거스르면 신腎을 상하여 봄이 되면 손발이 무력해지고 차게 되는 병에 걸린다고 적고 있다.

여름철의 가장 적절한 실내 온도는 24-26도, 겨울철의 실내 온도는 16-18도이다. 온돌의 경우에는 이보다 더 낮아서 14-16도 정도로 충분하다. 한겨울에 얇은 내복 차림으로 지낼 수 있다는 것은 언뜻 보기에 안락한 생활의 하나 같지만 건강에는 해로운 일이다.

실내 온도가 높으면 공기는 건조해지고 먼지도 많이 나게 된다. 더욱이 새로 지은 아파트는 콘크리트를 말리기 위해 지나친 난방을 하여 냄새도 많이 난다. 자주 환기하고 습도를 적정하게 조절해야 하는데, 겨울철의 실내 습도는 30-40% 이하로 내려가지 않도록 해야 한다.

공자의 식사법

공자는 중국 최초의 위대한 교사였다. 공자의 가르침은 모든 분야에 걸쳐 있지만 식생활에 대해서도 가르침을 베풀었다는 사실을 아는 사람은 그다지 많지 않을 것이다.

물론 공자의 가르침, 특히 예절에 관한 가르침은 다소 시시콜콜한 면도 있고 지나치다는 느낌이 드는 대목도 있는 것이 사실이다. 그리고 바로 이런 점 때문에 나중에 묵가墨家의 비판을 집중적으로 받게도 되지만, 오늘날의 관점에서 재해석해 보면 많은 교훈을 얻을 수 있다.

공자가 말하기를, 군자는 먹음에 배부름을 구하지 않는다고 했다. 배우고 실천함에 힘을 쓴다면 먹는 데에 연연하여 배부름을 구하지 않을 것이다. 그래서 공자는 항상 많이 먹지 않았다. 밥은 깨끗한 밥을 싫어하지 않고 육류든 어류든 가늘게 썬 것을 싫어하지 않았다고 한다. 여기에서 "싫어하지 않았다"는 것은 그런 것이 좋다는 의미이지, 반드시 그것만을 구하지는 않았다는 말이다.

쉰 밥, 상한 고기나 생선, 빛깔이 나쁜 것, 요리가 잘못된 것, 때가 아닌 것은 먹지 않는다.

여기에서 때가 아닌 음식이란 보통 여물지 않은 곡식이나 과일을 말하는데, 오늘날로 보자면 제철이 아닌 음식이나 제땅에서 나지 않는 음식도 포함될 것이다.

또한 고기가 비록 많아도 밥 기운을 이기지 않게 한다. 즉 고기의 양이 밥보다 많지 않게 한다는 것이다.

술은 공자가 무척 잘 마셨는지 일정한 양이 없었다고 하는데, 절대로 어지러운 지경까지에는 이르지 않았다고 한다.

한편 시장에서 산 술과 포는 먹지 않았다고 하는데, 이는 당시의 시장에서 파는 것이 대개 정결하지 못하여 그런 불결한 것을 먹지 않았다는 뜻으로 볼 수 있다.

공자는 먹을 때는 말을 하지 않고 잠을 자면서도 말을 하지 않았다. 이 구절은 오늘날의 관점에서 볼 때 많은 차이를 느끼게 한다. 잠을 자면서 말을 하지 않았다는 것은 어떻게 해석해야 할지 모르겠지만, 아마도 잠꼬대를 하거나 악몽을 꾸거나 하지 않

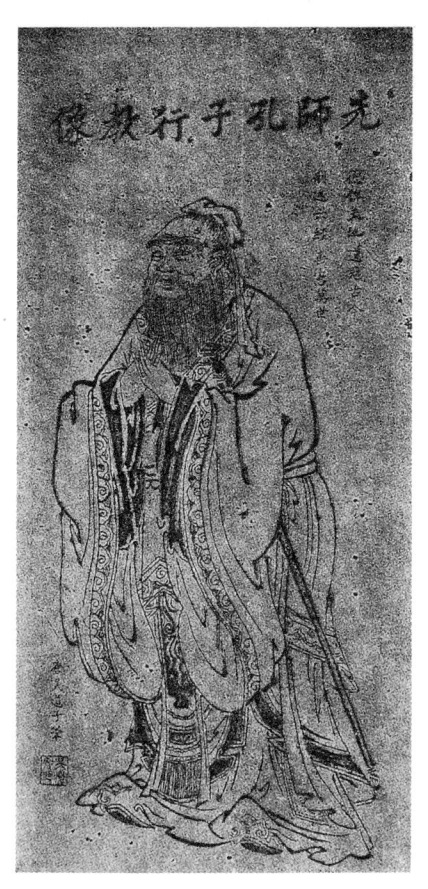

당나라 시대의 오도자吳道子가 그린 「선사공자행교상先師孔子行教像」

았다는 뜻이 아닐까 싶다. 잠은 그냥 자는 것이 아니라 숙면을 취해야 하는데, 그러기 위해서는 악몽이나 잠꼬대에 시달리지 않는 마음가짐이 요구된다는 뜻으로도 새길 수 있겠다.

더 중요한 것은 식사 때 말하는 것인데, 요즘은 식사를 하며 대화를 나누는 것이 자연스러운 풍습이 되어 말을 하기 위해 식사 모임을 갖는 경우도 많기 때문에 문제가 된다. 이 구절에 대한 주석을 보면, 폐가 숨(氣)을 주관하여 소리가 나는 것인데, 잠자고 먹을 때에는 숨이 막혀 통하지 못한다. 그러므로 말을 하면 폐를 상할까 두려워서 말을 하지 말라고 한 것이다. 일리가 있는 말이다.

특히 정치인들은 식사 때 모임을 갖는 것이 상례화되어 있는데, 과연 이것이 건강에 얼마나 이로운지 따져볼 필요가 있다.

그리고 식사 때 기분 나쁜 말을 듣고서 그야말로 '비위'를 상하게 되면 소화에 지장이 올 것도 정한 이치이다.

다만 비脾는 음악을 좋아한다. 좋은 음악을 들으면 비가 움직여 음식을 소화시킨다(『수세보원』). 그러므로 음식을 먹을 때는 너무 떠들지 말고, 대신 아름다운 음악을 들으면서 먹으면 소화에 훨씬 도움이 된다. 하지만 요즘 유행 음악은 대부분 기를 어지럽히는 게 대부분이다. 동양에서든 서양에서든 음식을 먹을 때는 너무 무겁지 않은 고전 음악이 제격일 것이다.

공자는 이것저것 가리는 것도 많았는데, 유달리 생강은 신명

神明을 통하게 하고 더러운 것과 악취를 제거한다고 하여 늘 꺼리지 않고 먹었다고 한다. 생강은 약으로도 자주 쓰이는 식품이다. 한약을 먹어 본 사람이라면 약 다릴 때 대추 두 개와 생강 세 쪽을 넣으라는 말을 많이 들어 보았을 것이다. 모든 약에 반드시 들어가는 것은 아니지만 그만큼 자주 쓰이는 약재이다. 생강은 풍과 찬 기운을 없애 주며 속을 따뜻하게 해 준다. 담도 없애 주고 기침도 멎게 한다. 그러므로 감기가 막 생기려고 하는 초기에 생강차를 마시면 좋다. 속이 차서 토하기를 잘하는 경우에도 효과가 좋다. 또 해독 작용까지 하므로 공자가 생강을 애용한 데는 그만한 이유가 있었던 것이다.

건전한 마음은 건강한 신체에서 나오고 건강한 몸의 출발은 올바른 섭생에서 시작한다. 이렇게 볼 때 식생활도 정신 수양의 한 과정이다. 공자는 오늘날까지 성인으로 추앙받으면서 개인적으로도 73세라는, 당시로서는 장수를 누린 사람이다. 물론 양생법의 본류는 도교에서 찾아야겠지만, 공자의 식생활과 건강법에서도 배울 점이 많을 것이다.

하루 세 끼를 어떻게 먹을까

『장자』에 보면 "음식은 줄여서 위를 기르고 책은 많이 읽어서 담을 키우라"는 말이 있다. 여기에서 '담'은 '담대하다'라고 할 때의 의미도 있지만 오장육부의 하나인 담도 가리킨다. 담은 한 의학에서 중정中正의 역할을 하는 기관으로 결단을 내리는 곳이 다. '중정'이란 말 그대로 어느 한쪽에 치우치지 않는 바른 것을 일컫는데, 중국 초나라 때 '중정'은 인재를 발탁하고 임명하는 기관이었다. 식견이 좁으면 공정할 수 없고 결단을 내리지 못하고 우유부단하게 된다. 『장자』의 말은 참으로 탁월한 면이 있다.

『장자』에서는 또한 음식은 적게 먹어야 좋다고 했다. 적게, 그리고 시간에 맞춰서 먹는 식사가 중요하다. 그런데 이 원칙도 아침, 점심, 저녁에 똑같이 적용돼서는 안된다.

우리말에 '조반석죽朝飯夕粥'이라는 말이 있다. 아침에는 밥을 먹고 저녁에는 죽을 먹는다는 말인데, 원래는 가난하여 저녁을 죽밖에 먹지 못한다는 의미로 가난한 살림을 일컫는 말이었다.

이런 해석은 일제가 우리 민족의 가난함과 게으름을 선전하기 위한 것이라는 주장도 있지만, 먹을 것이 풍부하고 영양 공급이 과대해진 오늘날에는 오히려 이것이 건강을 위한 식사법의 하나가 된다.

옛날과는 달리 너무 잘 먹어서 비만증이 되거나 성인병이 유발되고 있는 지금은 바로 이 조반석죽의 원칙이 필요하다. 아침은 임금님 수라상처럼 잘 차려 먹고, 점심點心은 마음속에 점을 찍듯이 먹었다는 느낌이 있을 정도로 가볍게 먹는다. 그리고 저녁은 비만한 사람이면 아예 굶어도 좋다. 굶기가 어려우면 죽처럼 위에 부담을 주지 않는 것이나 채소, 콩 제품 등으로 저녁을 대신해야 한다. 이것이 바람직한 식사법이다.

이렇게 먹으면 살을 빼기 위해 특별한 운동을 하지 않아도 3 내지 5개월만에 10Kg 정도는 가뿐히 감량시킬 수 있다. 몸에 아무런 부담이 없는 것도 장점이다.

보통 한달에 10Kg 이상 감량하면 심장에 부담이 와서 위험하다(거꾸로 이만큼 체중이 늘어도 무리가 있다). 비만한 사람, 심장병이 있거나 당뇨가 있는 사람, 혈압이 높은 사람, 자고 일어나면 얼굴이 푸석푸석하고 손발이 잘 붓는 사람은 반드시 조반 석죽의 원칙을 지켜야 한다.

그러나 대개는 이와 거꾸로 생활하고 있어 문제이다. 아침은 바빠서, 혹은 전날의 과음이나 과식으로 속이 더부룩하여 아침 식사를 우유 한 잔이나 아니면 빵 한 조각, 그것도 안되면 거르고 만다. 점심은 간단한 밀가루 음식으로 해결한다. 그리고 저녁에는 회식이 있어서 고기와 술로 배를 가득 채운다. 그리고 집에 오면 곧바로 쓰러져 잔다. 그러니 소화가 될 리 없고 아침이면 다시 그 생활이 반복된다. 매우 위험한 식생활이다.

혹자는 아침을 먹지 말고 하루 두 끼만 먹으라고 주장하기도 한다. 그러나 이것은 틀린 양생법이다. 특별히 직업이 없는 사람도 오전부터 저녁이 되기까지는 활동을 하게 되어 있다. 배가 든든하지 않으면 일을 할 수 없다.

『황제내경』에서는 사람이 반나절만 음식을 먹지 않으면 기가 쇠퇴하기 시작하여 하루를 굶으면 기가 적어진다고 말한다. 어떤 보약보다도 몸에 좋은 것이 음식이다. 아침은 반드시 잘 차려 먹어야 한다. 또한 저녁이 되면 사람은 자게 되어 있다. 눈을 감으면 우리의 오장육부도 같이 잠이 든다. 물론 완전히 장부의 기능이 그치는 것은 아니지만 활동이 완만해진다. 저녁을 너무 배불리 먹으면 우리 몸은 편하게 휴식을 취할 수가 없다.

옛날에 양생법을 잘 지키는 사람은 해가 지면 일체 입에 음식을 대지 않았다고 한다. 그렇게까지는 못하더라도 조반석죽의 원칙만큼은 꼭 지켜야 할 것이다.

참고로 1993년 하버드 의대에서 발표한 건강 생활 수칙 가운데 일부를 싣는다.

(1) 잠자리에 들기 전 반드시 양치질을 한다.

(2) 적은 양을 먹더라도 아침을 거르지 않는다. 간식이나 과식은 피하도록 한다. 아침을 먹으면 신체 내 지방 대사가 활발해지면서 지방 소비를 늘려 결과적으로 체중 감소 효과도 있다.

(3) 잠을 충분히 잔다. 성인의 경우 7-8시간은 자야 한다. 잠자리에 들기 전 알코올, 카페인, 운동을 삼가한다.

(4) 매일 저녁 5분간 발 운동을 한다. 신발, 양말을 모두 벗고 발가락을 쫙 펴는 동작을 반복한다. 발목 운동과 함께 발가락과 발바닥을 잘 주무른다. 발의 피로는 전신의 피로와 직결된다.

맛없는 맛을 찾아서

옛날에는 당연히 집에서 만들던 것들을 지금은 모두 밖에서 구입해 온다. 고추장, 된장, 심지어 김치까지 전화 한통이나 슈퍼를 통하면 쉽게 해결할 수 있다. 음식만큼은 집에서 만든 것을 먹어야 한다고 주장하는 사람조차도 하루 세 끼 꼬박 집에서 지어 먹을 수는 없게 되었다. 그만큼 우리의 생활이 사회화되었다는 의미일 것이다. 이는 오늘날 피할 수 없는 일일지도 모르겠다. 그리고 아무 대안 없이 옛날로 돌아가자고 주장할 수도 없는 일이다. 이러한 가정 문화의 사회화를 일방적으로 반대하고 거부하기보다는, 우리의 전통과 바람직한 생활 양식에 따라 발전시켜 나가야 할 것이다.

외식을 많이 하는 사람일수록 음식 선택에 애를 먹는다. 어디가 맛있다고 하면 좀 멀더라도 굳이 찾아다니는 사람도 여러 번 이런 일이 반복되다 보면 먹을 것이 없다고 한다. 확실히 점심시간은 직장인들에게 또 하나의 전쟁이다. 그런데 대부분의 사먹는 음식은 손님을 끌기 위해서 대개 강렬한 맛을 낸다. 설렁탕도 진해야 하고 김치도 아주 매워야 인상에 남는다. 간식으로 먹을 수 있는 떡볶이도 보기부터 새빨갛게 모락모락 김이 나야 제격이다. 저녁에 술을 곁들일 수 있는 족발, 보쌈, 아구탕, 매운탕 등등 모든 음식이 '진한 맛' 일색이다.

이 '진한 맛'은 한의학에서는 고량후미膏粱厚味라고 하여 경계의 대상이 된다. 고량후미란 말 그대로 기름기가 많은 고기류와 부드러운 곡식으로 만든 맛이 진한 음식이다.

고량지질膏粱之疾 또는 고량지변膏粱之變이라 하여 고량진미를 많이 먹어서 생긴 병을 따로 일컫는 말이 있을 정도로 진한 맛은 여러가지 고질병의 근원이 된다. 그 대표적인 것이 옹저癰疽와 중풍이다.

옹저는 간단한 종기에서부터 넓게는 요즘의 암에 해당하는 병이다. 옹저의 원인은 여러가지이지만 기혈의 순환 장애가 근본적인 것으로, 진한 맛을 많이 먹으면 소화 기능을 비롯한 기혈의 순환 장애를 야기시켜 몸에 나쁜 습기와 열이 쌓여 옹저가 된다. 결국 진한 맛은 암으로까지 발전할 가능성을 주는 것이다.

한편 중풍도 그 원인이 다양하지만 그중의 하나가 무절제한 식사이다. 중풍에 걸리는 사람을 분류해 보면, 마르고 허약한 사람보다는 평소 건강하고 체격도 좋고 음식도 가리지 않고 (나쁘게 말하면 게걸스럽게) 먹던 사람인 경우가 많다. 이런 사람들은 무엇이든 잘먹지만, 사실은 그렇게 ‘마구’ 먹었던 진한 맛들이 오히려 비위脾胃의 기를 허하게 만들었기 때문에 중풍이 온 것이다.

　약 2천 년 전의 『황제내경』에서는 이미 중풍에 걸린 사람들 가운데 특히 비대하고 사회적 신분이 높은 사람이 걸린 중풍을 가리켜 ‘고량지질’이라 부르고 있다. 서양 의학 입장에서 보아도 기름진 음식과 맛이 있다는 음식에는 대개 콜레스테롤이 많다. 동물성 기름을 비롯하여 새우, 달걀, 오징어, 치즈 등에는 다량의 콜레스테롤이 들어 있다. 물론 콜레스테롤이 반드시 동맥 경화, 나아가 중풍의 직접적인 원인이라고 볼 수는 없으나 밀접한 상관 관계는 인정되고 있다.

　그러므로 각종 성인병을 비롯한 여러 질병을 미리 막으려면 맛없는 음식을 열심히 찾아다녀야 한다. 진하지 않아 맛이 없다고 하는 담백한 음식을 많이 먹는 것이 건강 관리의 지름길이다. 요즘에는 음식점에서도 가정식 백반이니 하면서 될수록 담백한 음식을 내놓는 곳이 늘어나고 있다.

　노화 방지 식품으로 각광받고 있는 식품들 가운데 콩, 그리고 콩으로 만든 된장이나 두부만큼 좋은 음식이 따로 없다. 특히 비만으로 고민하는 사람은 불필요한 다이어트나 몸에 무리가 가는 에어로빅과 조깅을 삼가하는 대신, 아침과 점심을 든든하게 잘 먹고 그 대신 저녁을 두부 한 모나 날 콩을 물에 불렸다가 갈아서 한 그릇씩만 먹도록 해보자.

살이 찌고 몸에 불필요한 물질이 쌓이는 데에는 하루 세 끼 가운데 저녁 식사가 제일 큰 역할을 한다. 저녁을 굶거나 아주 적게 먹는 것이 제일 바람직한 식사법이다. 특히 콩이나 콩으로 만든 음식을 먹는 것이 좋다. 콩은 당뇨 등에도 매우 좋은 효과가 있다.

달콤한 음식은 정력에 나쁘다

사람의 입맛이 바뀌는 것인지 아니면 음식이 달라져서 그런지 맛도 시대에 따라 변한다. 옛날 음식들은 담백한 데 비해 요즘 음식은 굳이 필요하지 않아도 설탕을 넣는다. 과자도 과일도 단맛 일색이다. 설탕이 나쁘다니까 설탕 대용품으로 이런저런 것들이 많이 나온다. 그러나 달기는 마찬가지이다. 이렇게 단 음식을 많이 먹으면 무엇이 문제가 되는 것일까?

음식에는 다 고유한 맛이 있다. 맛이란 각각의 음식이 갖고 있는 독특한 성분의 차이이다. 우리 입에는 단순한 기호의 차이로만 느껴질지 모르나, 음식의 맛이 한쪽으로 치우쳐 서로 다르다는 것은 건강 유지와 질병 치료를 위해 매우 다행한 일이다.

가령 매우 신 음식을 먹으면 땀구멍이 움츠러들고 매운 음식을 먹으면 반대로 땀이 나게 된다. 감기약으로 쓰이는 계지나 마황은 모두 매운 맛이 있어서 땀을 내게 한다. 긴장이 될 때 사탕같은 것을 먹으면 다소 기분이 느슨해지는 것을 느낀다. 약이란 것도 사실은 이렇게 한쪽으로 치우친 맛의 차이를 잘 활용하여, 우리 몸의 부족한 부분을 보충해 주거나 지나치게 많은 것을 덜어주거나 하는 것에 불과하다.

한의학에서는 시고 쓰고 달고 맵고 짠맛을 다섯 가지 대표적인 맛으로 나눈다. 맛을 다섯 가지로 나눈 것은 오행五行이라는 한의학의 체계에 따른 것이다. 각기 맛이 다른 여러 음식을 먹으면 각 맛들은 각기 자신과 연관된 오장육부로 들어간다. 곧 신맛은 간에 작용하고 쓴맛은 심, 단맛은 비, 매운맛은 폐, 짠맛은 신에 작용한다. 단맛은 주로 비위 계통에 작용하여 소화를 비롯한 여러 기능을 도와준다.

그러나 모든 것이 그러하듯 지나치면 오히려 해가 된다. 어린 애들이 식전에 사탕이나 과자를 많이 먹으면 입맛이 떨어져 밥을 먹으려 하지 않는다. 실제로도 단 것을 많이 먹고 음식을 먹으면 소화가 잘되지 않는다. 어떤 요리든 본격적인 요리가 나오기 전에 반드시 담백한 음식으로 시작하는 것을 보아도 이런 이치를 알 수 있다. 그러나 단 것을 많이 먹는 데서 오는 피해는 소화 기능에만 한정되지 않는다.

오행 학설에 따르면 단맛은 중앙 토土에 속하여 수水에 해당하는 신腎을 해친다. 한의학에서 신이라고 하면 장기로서의 신장腎臟과 배설, 생식 기능, 뼈를 튼튼히 하고 모발을 윤택하게 하는 기능 등을 포함한 다양한 기능 체계를 가리킨다. 그래서 옛날 의서에, 단 것을 많이 먹으면 토극수土克水의 원리에 의해 신腎에 해당하는 "뼈가 아프고 머리가 빠진다"고 씌어 있다. 이가 썩는 근본 원인도 단지 세균 때문만이 아니라 단맛이 지나쳐 신 기능이 약화되었기 때문이다. 신 기능이 약화되니 신이 주관하는 치아가 상하게 된 것이다.

단 것을 많이 먹으면 신 기능이 저하된다. 감상신甘傷腎한다고 하는 것이 바로 이것이다. 신 기능이 저하되면 뼈나 머리만이 아니라 배설이나 생식 기능이 약화된다. 당연히 정력도 떨어진다. 조미료도 화학 조미료든 발효 조미료든 먹어 보면 달다. 그러니 조미료를 많이 넣은 음식이 정력에 좋을 리가 있겠는가.

음식도 약이다. 약은 아무리 좋은 것이라도 그 맛의 치우침이 있어서 너무 오래 먹으면 독이 되어 인체의 균형을 파괴한다. 특히 단맛은 생명력의 근원인 신 기능을 해친다. 정력을 위해서라기보다는 생명력의 근원인 신 기능을 키우기 위해 단맛을 멀리해야 할 것이다.

참고로 백설탕은 맛은 좋으나 몸을 차게 하는 작용이 있으므로, 설탕을 먹으려면 흑설탕을 먹는 것이 그나마 더 낫다.

80

술을 깨려면

서양 사람들은 술 마신 다음날 찬 과일이나 야채(주로 오렌지) 쥬스를 마신다. 이에 비해 우리나라 사람은 뜨거운 해장국을 좋아한다. 찬 쥬스를 먹는 것은 찬 음식으로 자극을 주어 위를 활성화하기 위한 것이며, 쥬스는 풍부한 비타민 C를 포함하여 술독을 푸는 데 도움이 되기 때문으로 보인다.

그러나 우리나라에서는 정반대로 뜨거운 음식으로 위를 활성화시키며 해장국으로 술독을 푼다. 이런 차이는 동서양의 기후나 인종의 차이, 식사를 중심으로 한 문화적 배경의 차이로 인한 것이다. 그런데, 뒤에서 그 이유를 살펴보겠지만 우리의 전통적 해장법은 매우 과학적 근거가 있을 뿐만 아니라, 실제로 훨씬 효과적이고 건강에도 좋다.

한의학에서는 술을 열이 많으면서 독 또한 많은 것으로 본다. 술은 음양으로 보면 양기에 속하여 몸에 땀을 내게 해주고 습기와 찬 기운을 없애 준다. 그래서 추운 지역이나 바닷가, 섬 등에 사는 사람은 독한 술을 즐겨 마신다. 러시아의 보드카나 바닷사람들이 좋아하는 럼 주 등이 바로 술의 열을 이용하여 몸의 찬 기운이나 습기를 없애기 위한 것이다.

우리나라의 한의학 고전인 『의방유취』에도 술을 적당히 마시면 풍과 찬 기운을 없애고, 혈맥을 잘 통하게 하며 몸 안의 나쁜 기운을 몰아내고 약의 효과를 도와주는 작용이 있다고 했다. 『본초강목本草綱目』에서도 술은 조금 마시면 혈血을 조화시켜 기를 잘 통하게 해준다고 되어 있다. 그러나 모든 것이 그러하듯이 술도 도를 지나치면 화가 된다.

과음하고 난 뒤에 제일 문제가 되는 것은 숙취이다. 숙취를 포함하여 술 마시고 난 뒤에 오는 여러 병리적 반응을 주상酒傷이라고 하는데, 이 주상을 치료하는 데는 땀을 내거나 소변으로 술독을 내보내는 방법이 가장 좋다. 술안주로 매운 음식을 많이 먹는 이유도 매운 맛이 발산을 시키므로 술을 마시면서 한편으로는 술이 깨는 효과를 얻기 위함이다. 그러나 너무 매운 것을 많이 먹으면 술보다는 그 매운 맛 때문에 위장을 버린다.

술 마시고 급하면 우선 토하도록 한다. 술마시고 잘 토하는 사람이 있고 또 어떤 사람은 속이 시원해진다며 일부러 토하는 사람도 있다. 그러나 자주 토하면 식도를 상한다. 식도에는 들어온 음식을 아래로 내려보내기 위해 아주 많은 털이 나 있는데, 토하면 이것이 거꾸로 되어 손상을 입는다. 그러므로 토하는 것은 급한 경우가 아니면 바람직하지 않다.

사우나는 땀을 내도록은 하지만 주독과 함께 몸 안의 정기精氣를 빼앗아 가기 때문에 자주 이용하면 나쁘다. 적당한 운동이나 일을 열심히 하여 땀을 내는 것이 바람직하다. 사우나를 하려면 뜨거운 한증탕은 금물이며, 차라리 미지근한 탕에서 15-20분 정도 몸을 담궈 땀을 빼도록 한다.

소변을 많이 보게 하려면 보통 뜨거운 녹차를 마시는 것이 좋다. 그러나 차도 많이 먹으면 신장을 상하게 한다. 차의 성질은 차가워서(寒) 반드시 뜨겁게 먹어야 그 찬 성질을 완화시킬 수 있다. 식은 차, 혹은 냉장한 차는 음주 후에는 금물이다. 특히 술이 덜 깬 상태에서 먹는 찬 음료나 물은 곧바로 신장에 들어가 해를 미친다.

이것보다는 과일이나 야채를 그대로 먹는 것이 좋다. 요즘 나오는 이온 음료는 사실상 소금물 이상의 효과가 없다. 일시적으로는 개운한 것 같아도 시간이 좀 지나면 오히려 갈증을 더한다. 약국에서 술 깨는 약이라고 파는 것도 소화제나 정장제, 종합 비타민제, 간기능 활성제 등으로 구성되어 있어서 음주 후에 분명히 도움은 되나 술을 깨게 하지는 않는다.

이에 비해 『동의보감』에는 술 깨는 법에 대해 이렇게 서술하고 있다. 술에 취하면 뜨거운 물로 우선 입 안을 여러번 가신다, 많이 취하면 뜨거운 욕탕에서 얼굴을 여러 차례 씻는다, 혹은 굵은 천일염으로 치아를 여러 번 씻은 뒤에 따뜻한 물로 가셔내는데 세 번 이상은 하지 말라고 하고 있다. 이는 분명히 효과가 있다. 활용해 보기를 권한다. 이외에 술로 인한 독을 푸는 한약이 있는데, 이는 가까운 한의원에서 상담하기 바란다.

민간 요법으로 보통 술 마신 다음날 북어국이나 콩나물국을 먹는다. 북어는 해독하는 힘이 크며 콩나물은 술기운을 풀어 주는 힘이 있다. 최근에 밝혀진 바와 같이 콩나물의 뿌리에는 술독을 푸는 성분이 많이 들어 있다. 그러나 그렇다고 하여 그 성분만 추출해서 먹는 것보다는 콩나물국으로 먹는 것이 해장에는 훨씬 좋다. 뜨거운 국물과 함께 콩나물의 알려지지 않은 성분들이 해장을 돕기 때문이다. 다만 너무 얼큰하게 먹으면 땀이 나서 술 깨는 데는 좋으나 소화 기관에는 나쁜 영향을 준다. 평소 소화가 잘 안되고 속이 쓰린 사람은 담백하게 먹도록 한다. 이 밖의 해장국으로 우거지국, 된장국 등이 좋다. 선짓국도 좋은데 기름지지 않도록 한다.

칡즙도 좋다. 칡은 술독을 푸는 약으로도 쓰이는 만큼 효과가 뛰어나다. 단 칡은 처서에서 춘분 사이에 캐어야 진액이 고스란히 담겨 있어 효과가 좋다. 잎이 자라난 뒤의 칡은 먹어봐야 칡 특유의 냄새와 맛도 없고 별 효과도 없다.

『동의보감』에는 음주 후의 금기 사항도 적고 있다.

(1) 취한 다음에 억지로 식사를 하지 말 것. 옹저(종기)가 생길 수 있다. 소화 기관에도 나쁘다.

(2) 취하고 나서 바람을 맞지 말 것. 입이 삐뚤어지거나(구안와사) 말을 못하게 될 수 있다. 찬 바닥에 얼굴을 대고 자도 마찬가지이다.

(3) 차를 타지 말 것. 기를 어지럽혀서 토하게 된다.

(4) 남녀 관계를 갖지 말 것. 수명이 단축되며, 혹시 임신을 하면 아이에게 나쁜 결과를 가져올 수 있다.

이는 단순한 경계가 아니라 반드시 지켜야 할 금기로 제안된 것이다. 특히 마지막 네번째 금기는 오늘날 가장 잘 지켜지지 않고 있는데, 다시 한번 돌이켜 볼 일이다.

가슴이 따뜻해지려면 커피를 마시지 말자

날이 추워지면서 따뜻한 한잔의 커피가 그리운 계절이 되었
다. 아침에 출근하면 모닝커피는 하루 일과를 시작하는 데 없어
서는 안될 정도가 되었다. 그러나 커피는 조선 중기 이후에 들어
왔을 때만 해도 주로 왕족을 중심으로 퍼졌고, 일제 때에도 역시
권력이나 재력을 지닌 사람의 주변에서 퍼졌다. 해방이 되고 나
서도 커피는 미군정과 연관된 일부 계층에서만 즐길 수 있는 '고
급' 식품이었다.

그러던 것이 일반인에게도 퍼지게 된 것은 6·25 전쟁과 관
계가 깊지 않나 생각된다. 미군들, 그것도 흑인들이 중심이 된
커피 문화가 전쟁을 통해서 일반인들에게도 알려지고, 커피를

타 마시는 방식도 진한 커피에 프림과 설탕을 넣는 식으로 정착된 것으로 보인다. 물론 이것이 꼭 흑인 문화라고만은 볼 수 없으나, 전쟁과 그로 인한 미군 문화의 확산과 깊은 연관이 있는 것만은 분명하다. 이렇듯 상류층에서나 즐길 수 있었던 커피가 이제는 논과 밭으로도 배달이 나간다.

확실히 커피는 피로하거나 긴장이 풀릴 때 정신을 맑게 해준다. 등산 후에 정상에서 마시는 커피의 맛은 음미해 보지 않은 사람은 모른다. 고기를 먹고 나서도 한잔의 커피는 입안을 개운하게 해준다. 연인 사이에서, 또는 모르는 사람과의 만남에서도 커피는 훌륭한 매개 역할을 한다. 졸음을 쫓기 위한 수험생과 야근자 등의 좋은 친구가 되어 준다.

이는 커피가 정신 신경과 근육을 자극하여 흥분시키며, 이뇨 작용을 하여 위장 활동을 촉진하기 때문에 나타나는 효과이다. 그러나 커피는 육류를 기본으로 하는 사람에게 적합한 차이다. 채식이 기본이고 육류가 곁들여지는 식사를 하는 우리나라 사람에게는 적합하지 않다. 그래서 커피를 한 잔만 마셔도 가슴이 두근두근거리고 불안하며, 잠이 오지 않거나 손이 떨리고 두통을 호소하는 사람도 있다.

한의학에서 보면 커피는 쓴맛을 갖고 있어서 심心에 들어가기 때문에, 그 양이 지나치면 심장에 부담을 준다. 따라서 심장 질환이 있거나 혈액 순환이 잘되지 않는 사람에게 커피는 매우 나쁘다. 한편 커피의 쓴맛은 뼈 계통에도 작용한다. 따라서 관절염이나 견비통, 요통 등이 있는 사람에게 커피는 매우 나쁘다.

또 쓴맛은 폐와 기관지 계통에 작용하여 기氣를 상하게 하므로 폐병 환자에게 커피는 매우 나쁘다. 더욱이 옛날 의서에 보면 "쓴맛을 많이 먹으면 피부가 마르면서 거칠어지고 머리털이 빠진다"고 하여, 커피는 피부 미용에 결정적으로 나쁜 영향을 미친다. 따라서 미인이 되고자 하는 사람에게 커피는 매우 나쁘다.

한 잔의 커피가 사람의 마음은 따뜻하게 해줄지 모르나 심장과 폐, 뼈, 피부 등에는 해가 되면 되었지 절대 좋은 효과를 주지 않는다. 일시적으로 마음만이 아니라, 가슴과 나아가 온몸이 따뜻해지기를 원하는 사람이라면 적어도 커피만큼은 피해야 한다.

그렇다면 가장 좋은 차는 무엇인가? 그러나 유감스럽게도 그렇게 좋은 차는 없다. 인삼도 체질에 맞지 않으면 오히려 해가 된다. 차를 장복하려면 자신의 체질과 건강 상태에 따라 전문가와 상의하여 마시는 것이 좋다. 그렇지 않고 일반적으로 차를 마시는 가장 좋은 방법은 여러 종류의 차를 준비해 놓고, 그때그때 입맛에 따라 이것저것 즐기는 것이다. 무슨 차가 좋다고 하면 너도나도 모두 그것만 찾는데 이는 좋지 않다. 어떤 좋은 차이건 간에 어느 한쪽에만 좋은 효과가 있을 뿐이다. 그리고 차는 약이 아니고 어디까지나 차일 뿐이므로 여러 종류의 차를 골고루 마시는 것이 더욱 현명한 방법이다.

물은 얼렸다 먹자

물이 만물의 근원이라는 말은 그리스의 탈레스라는 철학자의 말인데, 동양에서는 탈레스와 거의 같은 시기에 쓰여진 『관자』라는 책에서 처음 나온다. 실제로 물에서 최초의 생명체가 나왔으며 생명 있는 모든 것들은 물이 없으면 살 수가 없다. 이렇듯 귀중한 물이 요즘에는 공해로 인하여 늘 걱정스러운 대상이 되어 버렸다.

1994년에 있었던, 시민들로 하여금 마음 놓고 물을 마시지도 못하게 하며 공포와 불안에 떨게 한 낙동강 오염 문제는 이미 예고된 것이었다. 공해는 하루아침에 생기지 않는다. 인간의 이기심과 무관심을 먹고 자라난 공해는 서서히, 그러나 놀이킬 수 없는 끔찍한 결과를 보여주기 시작한다.

그러면 공해가 없는 좋은 물은 어떤 물인가? 물이 중요한 만큼 물의 종류나 좋은 기준도 다양하다.

『사기열전』에는 편작이라는 전설적인 의사에 관한 이야기가 나온다. 이 책에 의하면 편작은 장상군이라는 사람에게서 어떤 약을 '상지수'라는 물로 복용하고 나자마자 서 있는 사람의 내장까지도 투시할 수 있게 되었다고 한다. 여기에서 상지수란 나뭇잎에 고인 이슬처럼 사람은 물론 땅에도 닿기 전의 깨끗한 물을 말한다. 그러나 이런 물을 실제로 구하기란 불가능한 일이다.

그 다음으로 좋은 물은 '정화수'라고 하는 물이다. 정화수는 인가가 없는 곳의 깊은 우물에서 나오는 물이다. 근처에 강이나 하천이 있어도 안된다. 이 정화수도 새벽에 일어나 제일 먼저 길은 물을 최고로 친다. 특히 한약을 달일 때는 반드시 정화수가 아니면 안된다고 되어 있다. 그러나 이 역시 오늘날에는 구하기가 거의 불가능하다.

일부에서는 약수라고 하여 장사진을 이루며 물을 구하려 한다. 그렇지만 우리나라의 모든 도시에서 나오는 약수는 크게 오염되지 않은 정도로 만족해야지, 옛날과 같은 수준의 물이라고 생각하면 잘못이다.

『동의보감』에는 이외에도 많은 종류의 물을 소개하고 있는데 대부분 비나 눈, 서리 등을 들고 있어서 오염이 심한 오늘날에는 활용하기가 어렵다.

오늘날은 좋은 물을 구하기 위해 많은 노력과 돈을 정수기나 시판하는 생수(모두 그 품질이 의심스럽다)에 낭비하고 있는 형편이다. 그런데 수돗물에 문제가 있으면 수돗물이나 송수관, 물 저장 탱크 등의 시설을 제대로 고쳐 나가는 방향으로 노력해야지, 생수를 시판해야 한다거나 어떤 정수기를 써야 하는지를 고민하는 것은 일의 앞뒤 순서가 바뀐 것 같다.

우리나라의 수돗물에 문제는 있지만 그래도 아직까지는 가장 손쉽고 싸게 먹을 수 있는 물이다. 그러나 수돗물을 그냥 장복할 때는 문제가 있다. 이 물을 깨끗하게 먹는 방법은 얼렸다 녹여 먹는 것이다.

먼저 물을 받아 하루 동안 둔다. 그러면 소독하기 위해 들어 갔던 염소 등이 제거되고 불순물은 가라앉는다. 이 중에서 맑은 부분만 얼린다. 물은 얼면서 내부에 있는 불순물을 밖으로 내보내는 성질이 있다. 이 정도의 과정만 거쳐도 웬만한 정수기를 거친 물보다 더 깨끗한 물이 된다. 이렇게 얼린 물을 녹여서 먹으면 되는 것이다.(얼릴 때는 밀폐된 용기가 아니고 공기가 많이 접촉되도록 뚜껑 없는 넓은 그릇을 쓰도록 한다.)

한번 얼었다가 녹은 물은 일반적인 물과는 다르다. 물이 얼음의 상태로 있을 때의 분자 구조는 생물체 내에서의 물 분자 구조와 같다. 다시 말하면 몸에서 물이 쓰일 때는 바로 얼음의 상태로 쓰여지는 것이다. 물의 구조가 얼음의 상태가 아닌 물은 몸에 들어가 그 모양을 바꾸기 위해 몸이 한번 더 수고를 해야 한다. 얼었다 녹은 물은 대체로 40℃ 이하일 때까지는 얼음의 구조를 그대로 유지한다. 그러므로 얼렸다 녹인 물은 단지 깨끗하다는 정도만이 아니라, 몸에 가장 이상적인 상태를 유지하고 있으므로 더욱 좋다.

반면에 끓인 물(아무 것도 넣지 않고 끓인 물)은 안 좋은 정도가 아니라 몸에 해롭기까지 하다. 한번 끓인 물을 다시 얼리려면 영하 7도까지 내려가야 겨우 언다. 그러니 이를 얼음 상태로 만들기 위해 몸이 얼마나 많은 고생을 해야 하는지는 짐작할 수 있을 것이다. 참고로 보리나 옥수수, 결명자를 살짝 볶아 달인 차는 몸에 매우 좋다. 볶으면서 살짝 탄 부분이 고소한 맛도 내지만 중금속 등을 흡수하기 때문에 좋은 물로 바꾼다.

얼렸다 녹인 물이 좋다고는 하나 너무 찬물은 노인이나 소음인, 몸이 차서 소화가 잘 안되고 손발도 찬 사람에게는 좋지 않다. 그러므로 이런 사람은 얼렸다 녹인 물을 약간 데워서(30℃ 이하) 먹으면 좋다. 그 밖에 몸이 더운 사람은 6-7℃ 정도의 물을 먹는 것이 좋다. 이 온도에서 물은 인체에 가장 알맞는 구조를 이루고 있기 때문이다.

목욕하는 법

물은 모든 것을 깨끗하게 해줄 뿐만 아니라 좋은 치료제이기도 하다. 특히 목욕은 우리의 신체에 여러 가지로 좋은 영향을 준다. 우리의 피부는 외부에 직접 노출되어 있어서 불결해지기 쉽고 일차적인 감염도 피부를 통해 이루어진다. 우리의 몸에서는 땀 말고도 하루에 약 600에서 700cc 정도의 수분이 배출된다. 이는 땀과 달리 자신도 느끼지 못하는 사이에 나가는 수분이다. 여기에 노화된 피부가 계속 떨어져 나가고 먼지나 기름 등이 엉켜서 소위 때를 만드는 것이다.

때가 많으면 불결한 것이 문제가 아니라 땀이나 수분 배출에 어려움이 생기고 체온 조절에도 이상이 올 수 있다. 또한 입이나 코 이외에도 피부로도 호흡을 하기 때문에 때가 많으면 피부 호흡에도 나쁘다. 다만 때를 너무 억지로 밀려고 하면 좋지 않다. 때 수건도 가능하면 사용하지 않도록 한다. 부드러운 타올이나 손으로 미는 것만으로 충분히 깨끗해진다.

흔히 발뒤꿈치가 굳었다고 돌로 미는 사람이 있는데, 이는 때 수건보다 나쁜 정도가 아니라 위험한 일이다. 어느 정도의 각질은 있어야 하며 자꾸 각질이 두터워지는 사람은 원인에 따른 치료를 해야지, 밀면 밀수록 각질은 더 굳어질 뿐이다.

한의학에서는 목욕에 대하여 몇 가지 원칙을 정하고 있다.

첫째, 너무 자주하지 말 것.

10일에 한 번 정도가 적당하다. 목욕을 자주 하면 몸의 좋은 기운을 빼앗아 간다. 그러므로 가벼운 샤워가 아니라 20분 이상 걸리는 목욕을 자주 하는 사람은 횟수를 줄여야 한다.

둘째, 목욕은 따뜻한 곳에서 할 것.

또 추운 곳도 나쁘지만 너무 더운 곳도 좋지 않다.

셋째, 너무 배고프거나 배부른 상태에서는 목욕을 하지 말 것.

배고플 때 목욕하면 기를 더 많이 빼앗기게 되며, 반면에 배부를 때 목욕하면 심장에 큰 부담을 주고 심하면 중풍에까지 이를 수 있다. 최소한 식후 한 시간 후에 목욕하는 것이 좋다.

넷째, 목욕 후에 바람을 쏘이지 말 것.

목욕을 하고 나면 피부가 이완되어 땀구멍이 열린 상태가 되기 때문에 감기 등을 유발하는 '풍'이라는 나쁜 기운에 감염될 우려가 크다.

이상은 일반적인 목욕의 원칙이다. 그런데 요즘에는 몸의 청결만이 아니라 건강을 위해 목욕을 하는 경향이 크며, 이에 따라 물의 온도나 성분의 중요성도 커지고 있다.

보통 가장 일반적으로 하는 더운물(37℃-42℃) 목욕은 몸의 긴장을 높여 각 기관의 기능을 활성화하는 특징이 있다. 더운물은 근육을 이완시켜 피로를 제거하며, 땀을 내고 심장 박동을 증가시켜 혈압을 떨어뜨린다. 혈액 순환도 활발하게 해주며 호흡도 깊게 만든다. 그러나 목욕 후 피부가 붉게 변하고 혹시 따갑거나 가려운 증상이 나타나면, 이는 물의 온도가 너무 높았거나 목욕 시간이 너무 길었기 때문이다. 더운물에 들어가 있는 시간은 10-15분 정도가 적당하다. 특히 노인이나 심장 질환, 안질환이 있는 사람은 가능하면 미지근한 물(33℃-37℃)에서 짧게 목욕을 한다.

찬물은 일반적으로 근육을 긴장시키며 심장의 박동을 저하시키고 혈압을 올린다. 냉수욕(15℃ 전후)은 '혈관 체조'라고 불릴 만큼 피부만이 아니라, 혈관을 수축시켜서 혈액을 내장과 인체 조직의 깊은 부위에까지 흐르게 한다. 그러므로 내장의 신진 대사를 활발하게 하고 많은 열량을 만들어낸다. 냉수욕을 하면 처음에는 체온이 떨어지지만 2 내지 3분 정도 계속 냉수욕을 하면 추운 느낌도 사라지고, 오히려 상쾌한 열감을 느낄 수 있다. 이때는 혈액 순환도 증가하고 몸 안에 있던 나쁜 물질들이 빠른 속도로 배설되게 된다. 그러므로 냉수욕은 신경 계통과 심장, 폐, 소화 계통 등에 좋은 영향을 주어 식욕도 증가하게 되고 해수나 담이 있는 사람에게도 좋다. 또한 피부를 단련하게 되어 외부의 기후 변화에도 잘 적응하게 해준다.

냉수욕 시간은 1회에 10분 이상을 넘지 않도록 한다(필요에 따라 25분까지도 할 수 있다). 처음에 하는 사람이나 심장이 약한 사람은 먼저 손, 발 등 사지 말단부터 물을 묻히기 시작하여 충분히 준비를 한 뒤 물에 들어가야 한다. 직접 찬물에 들어갈 엄두가 나지 않으면 수건에 찬물을 묻혀 냉수 마찰을 해도 좋다.

온냉욕은 쉽게 말하여 찬물과 더운물에 번갈아 들어가는 방법인데 신경통, 두통, 당뇨, 혈압, 심장병, 감기, 피로 회복 등에 많은 효과가 있다. 다만 심장이 약하거나 나이가 35세 이상이면 주의해야 한다. 찬물과 더운물의 온도 차이는 30℃ 이하여야 하며, 가장 중요한 원칙은 반드시 찬물로 시작하여 찬물로 끝내야 한다는 것이다.

처음에는 냉수욕처럼 찬물에 몸을 익숙하게 하고 먼저 찬물에 1분간 들어간 뒤 더운물에 1분간 들어간다. 양쪽에 무조건 왔다갔다 한다고 좋은 것이 아니다. 1분씩 번갈아 가며 5회에서 10회 정도 반복한다(각자의 신체 조건에 따라 20-30회까지도 가능하다). 찬물에 들어가서는 무리하게 움직이는 것이 좋지 않다. 찬물에 들어가 있을 때는 가슴을 쭉 펴서 자세를 바르게 하여 폐포 면적을 넓혀 준다. 마지막 2, 3회 정도만 찬물에서 몸을 움직여 간단한 운동을 한다.

한증탕은 뜨거운 열기를 이용하여 몸의 기혈이 잘 순환하도록 하여 여러 가지 좋은 효과를 올리는 목욕 방법이다. 한증을 하면 높은 온도로 인하여 더운 물보다 훨씬 강력한 효과를 가져온다. 땀이 나면서 몸 안의 불필요한 열이나 대사 찌꺼기, 중금속 등이 같이 빠져나가므로 매우 좋다. 또 온도가 높기 때문에 산소 분압이 적어져 마치 높은 산에 오르는 것과 같은 효과를 가져온다. 높은 산에서는 산소가 희박하므로 인체의 각 부분은 부족한 산소를 더 많이 받으려고 기능이 더욱 활발해지게 된다. 한증을 하면 처음에는 호흡이 빨라지나 점차 늦어지게 되며 폐활량이 커진다. 심장 활동도 2-4배까지 강화된다.

다만 한증탕은 심장 질환이 있거나 임산부, 생리 전후 등에는 이용하지 않도록 한다. 술을 마시고 난 다음날 오전에 곧바로 한증을 하면 일시적으로는 술이 깨는 듯하나 이것이 반복되면 해롭다. 지나친 발한 작용으로 몸에 필요한 정기까지 빼앗아 가기 때문이다. 실제 과음을 자주 하던 사람이 한증탕을 니무 이용하여 폐인이 된 경우도 있다. 한 달에 2, 3회 이상은 하지 않도록 하며 술을 마신 다음날은 오후에 하도록 한다.

한증막은 원래 그 벽을 흙으로 만들어야 한다. 요즘엔 벽을 시멘트로 바르고 그 위에 나무 등으로 마무리를 하는데, 이는 바람직한 방법이 아니다.

이상의 모든 목욕의 경우에 마지막 나오기 전에 반드시 찬물로 헹구고 나오는 것이 바람직하다. 이완된 피부를 다시 긴장시켜 외부의 나쁜 기운에 감염되지 않기 위함이다.

건강을 위한 운동 요령

건강 관리를 위하여 많은 사람들이 운동을 한다. 간단한 맨손 체조나 줄넘기, 달리기에서부터 볼링이나 스키에 이르기까지 여러가지 운동이 있다. 운동이 건강에 매우 중요하다는 것은 너무나 상식적인 말일지도 모른다.

예로 운동량이 충분한 야생의 산토끼는 약 15년을 사는 데 비해 집토끼는 4, 5년밖에 살지 못한다. 다른 동물의 경우도 마찬가지이다. 물론 여기에는 운동만이 아니라 자연의 여러 좋은 조건도 영향을 미치겠지만, 적당한 활동량이 건강에 필수적임은 분명하다.

그러나 지나친 운동이나 자신에게 적합하지 않은 운동은 당연히 건강을 해친다. 가령 평소에 혈압이 높고 중풍에 걸릴 가능성이 있는 사람이 아침에 조깅을 한다면 그것은 병을 촉진하는 것밖에 되지 않는다.

신체의 한쪽만을 계속 사용해야 하는 운동도 균형 있는 신체의 발달을 방해한다. 그래서 운동 선수들은 자신이 전공하는 운동과 다른 방식으로 근육을 사용하는 또 다른 운동을 하도록 권유받고 있다. 그래서 격렬한 운동을 하고 난 다음에는 반드시 몸을 푸는 운동을 한다. 이는 오늘날 대부분의 운동이 일면적인 효과밖에는 없다는 것을 말해 준다.

공을 사용하여 하는 운동은 순발력과 유연성을 요구하며 또 그런 능력을 길러 주기도 하지만, 대부분 한쪽의 근육만을 집중적으로 사용하도록 되어 있다. 따라서 그 운동에서 주로 사용되는 동작과 반대되는 역동작이나 다른 보충 운동을 함께 하지 않으면 균형 있는 신체 발달은 기대하기 어렵다.

이런 점에서 골프도 예외는 아니다. 어찌 보면 골프는 다른 구기 운동보다 더 심하게 일면적인 동작만을 요구하고 있다. 공을 치고 나서 맑은 공기를 마시며 잔디 위를 걷는 과정이 없었다면, 골프는 아마도 건강에 득이 되기는커녕 오히려 해가 되었을 것이다. 그러므로 어떤 특정한 운동에만 한정하지 말고 두세 가지 이상의 다양한 운동을 즐기는 것이 바람직하다.

한편 달리기와 수영은 비교적 전면적으로 근육을 사용하는 운동이라고 할 수 있다. 다만 어느 운동이나 마찬가지이지만 달리기와 수영은 운동량이 지나치면 심장에 부담을 줄 수 있다. 심장에 문제가 있는 사람은 반드시 전문가와 상의하고 운동량을 정해야 한다. 특히 평소에 건강하다고 자부하는 사람들 중에도 중풍 등 의외의 질병이 오는 수가 있으므로, 한방과 양방으로부터 정확한 진단과 함께 자신에게 맞는 운동을 찾아야 한다.

일반적으로 건강을 위해 운동할 때 반드시 알고 지켜야 할 사항은 다음과 같다.

첫째, 우리가 운동할 때는 육체만이 아니라 정신도 항상 같이 운동한다는 점이다. 럭비를 할 때와 활을 쏠 때의 마음가짐이 다른 것은 당연한 이치이다. 어떤 운동을 하더라도 반드시 마음가짐을 바르게 하고 자신의 몸의 변화와 정신의 상태에 주의를 기울여야 한다.

둘째, 순서에 따라 점차적으로 운동하고 과로를 피한다. 반드시 먼저 몸을 풀고 나서 운동을 하며 쉬운 동작에서부터 점차 복잡하고 활발한 동작으로 나아가야 한다.

셋째, 쉬지 않고 꾸준히 해야 한다. 흐르는 물이 썩지 않듯이 하루 이틀 하고 마는 것이 아니라, 매일매일 조금씩이라도 지속적으로 운동해야 효과가 있다.

넷째, 적절한 휴식이 필요하다. 모든 운동은 기분 좋은 휴식과 함께 할 때만이 건강에 도움이 된다. 불면증이 있는 사람들 중에 온몸이 녹초가 되도록 지쳐야 밤에 잠이 잘 온다고 무리를 하는 사람도 있는데, 그것은 일시적인 효과밖에 없으며 장기적으로는 오히려 불면을 악화시킨다.

다섯째, 한 가지 운동만 하지 말고 두 가지 이상의 운동을 번갈아 하는 것이 좋다. 한 가지 운동만 하면 근육이나 뇌가 한쪽으로만 개발되어 불균형을 가져오기 때문이다.

이상은 어찌 보면 누구나 알고 있는 상식이지만 의외로 이를 지키는 사람은 적다. 지금까지의 운동 자세를 다시 한번 점검해 보고 올바른 운동을 할 수 있도록 노력해야 할 것이다.

산책을 즐기자

산책은 산보라고도 하는데 어떤 형식에 구애되지 않고 한가롭게 조용히 거니는 것이다. 이는 너무도 간단한 것이어서 운동이라고 하기에도 어색할 뿐더러, 더욱이 이것이 과연 건강에 얼마나 도움이 될지 의아해 하는 사람도 있을 것이다. 그러나 산책은 그 어떤 운동에 못지않은 좋은 효과가 있으며, 나아가 다른 운동과는 달리 아무런 무리가 없다는 점에서 모두에게 권하고 싶은 양생법이다. 또한 시간만 있으면 경제적으로 아무런 부담이 없으므로 더욱 바람직한 방법이라고 하겠다.

한 연구에 따르면 사람이 늙기 시작하는 것이 대개 25세부터인데 이 때부터 다리의 힘도 빠지기 시삭한다. 이 때 산책은 다리의 힘을 붙여 주는 매우 좋은 방법이 된다.

산책을 하면 다리의 힘만이 아니라 전신의 혈액 순환은 물론 관절과 근육, 뼈, 피부에 적당한 운동을 하게 하여 활력을 불어넣는다. 호흡, 순환, 소화, 배뇨, 내분비, 신경 계통에도 활기를 준다. 또한 내장의 기능도 조절하고 신진 대사를 촉진한다.

보통 사람이 걷는 속도는 시속 4km인데, 이보다 약간 느리게 시속 3km의 속도로 한 시간 반에서 두 시간을 걸었을 때 신진 대사율이 약 48% 증가했다는 보고가 있다.

더욱 산책이 바람직한 것은 단순히 육체의 건강만이 아니라 정신 건강에 매우 좋은 효과가 있다는 점이다. 산책을 하면 이런 저런 생각이 자연스럽게 흩어져 나와 생각하지도 않던 문제의 해결책이 제시되기도 한다. 특히 숲속이나 계곡 주위를 걸었을 때는 음이온의 작용으로 정신이 맑아질 뿐만 아니라, 병의 예방과 부분적인 치료 효과까지도 기대할 수 있다.

그러면 어떻게 걸을까?

걷기만 해도 건강에 좋다고 하지만 무조건 걷는다고 다 해결되는 것은 아니다. 한때 만보걷기 운동이 유행하여 허리에 만보기를 차고 만보를 채우기 위해 길거리건 계단이건 분주히 돌아다니는 사람도 있었지만, 많이 걷기만 해서 좋은 것도 아니다.

올바르게 산책하기 위해서는 먼저 걷기 전에 고요한 마음을 가져야 한다. 긴장을 풀고 호흡을 가다듬고 가볍게, 그리고 떠들지 않고 조용히 걷는다.

걷는 속도는 그 사람의 상태에 따라 다른데 천천히 걸을 때는 일분에 약 60-70걸음, 빨리 걸을 때는 120걸음 정도를 걷는다. 나이가 든 사람이나 몸이 약한 사람, 혹은 밥을 먹고 바로 뒤에는 천천히 걷는 방법이 적당하다. 빨리 걸으면 신체도 육체도 다소 흥분이 되며 다리에 힘을 붙이는 데 좋다. 너무 속도가 빨라지지 않도록 하며 경쾌한 기분이 들 정도로만 속도를 낸다.

이외에 '소요'하듯이 걷는 방법이 있다. 걷다가 쉬기도 하고 다소 빨리 걷다가 느리게도 걷는 방법이다. 그야말로 자신의 체력에 따라 내키는 대로 걷는 것이다. 병을 앓고 난 이후 회복기에 있는 환자나 몸이 허약한 사람에게 좋다.

산책 시간과 장소는 그 사람의 체력이나 기후 조건과 밀접한 관계가 있다. 대개 산책 시간은 공기가 맑은 이른 아침이 좋고, 특별한 질환이 없는 사람이라면 보통 30-40분 정도의 산책이 적당하다. 산책 장소는 숲이나 나무가 있고 흙으로 된 길이면 가장 좋다. 도시에서는 이런 조건을 다 갖추기란 거의 불가능하지만, 나무가 많이 없어도 차가 다니지 않는 조용한 곳이면 가능하다. 다만 아침은 기후 변화가 낮에 비해 심하고, 갑자기 추운 곳에 노출되면 오히려 해로우므로 의복에도 주의해야 한다.

산책 복장은 특별한 것은 없으나 겨울에는 옷깃을 잘 여미어서 바람이 들어가지 않도록 하고, 봄에는 약간 옷을 풀어 놓아

봄바람을 맞아들이도록 한다. 특히 겨울에는 좀 걷고 나서 덥다고 함부로 옷을 풀어 헤치면 오히려 해가 되므로 주의해야 한다.

한편 밥을 먹고 난 이후의 산책은 소화를 도울 뿐만 아니라 당뇨의 예방과 치료에도 좋은 효과가 있는 것으로 밝혀졌다. 이는 산책이 신진 대사율을 높여서 인체 내 당의 대사를 개선시키기 때문인 것으로 보인다. 따라서 당뇨가 있는 사람은 식사 전후에 최소한 백 걸음 이상 걷는 것이 좋다.

건강에 좋은 옷이 멋있다

옷이 날개라는 말처럼 깨끗하고 멋있는 옷은 그 사람의 품격을 높여 준다. 이왕이면 다홍치마가 좋은 것이다. 그러나 진정 멋있는 옷은 건강에도 좋아야 한다. 한 예로 최근 많이 유행하는 청바지를 살펴보자.

청바지는 질기고 활동성이 좋으며 자신에게 맞는 색과 디자인을 고르면 적당히 멋도 있는 옷임에는 분명하다. 한때 청바지는 청년 문화의 대명사처럼 여겨져 젊은이라면 누구나 청바지를 선호하던 때도 있었다.

그러나 청바지는 원래가 카우보이처럼 건조한 지역에서 거친 일을 하는 사람들이 입는 작업복이었다. 먼지나 모래로부터 몸을 보호하고 거친 일을 해도 잘 떨어지지 않는 옷, 땀이 나면 공기가 건조하여 증발되면서 몸의 열을 빼앗기기 때문에 온도 조절도 자연스럽게 되는 옷으로 청바지만큼 좋은 옷도 없었을 것이다.

그러나 청바지는 건조한 지역이 아니면 습도 조절에 문제가 있다. 습하고 더운 지역에서는 온도 조절에도 난점이 있다. 건강을 위해서 청바지는 가능하면 피하는 것이 바람직하다. 굳이 입고 싶을 때는 부드러운 천으로 된 것, 몸에 너무 꼭 끼지 않는 것, 통풍이 잘되는 것을 골라야 한다.

여기에서 알 수 있듯이 일반적으로 몸에 좋은 옷은 첫째 너무 몸에 꼭 끼지 않아야 한다. 특히 허리를 너무 조이는 옷은 소화 장애는 물론 빈혈, 변비 등을 유발할 수 있다. 여성도 그렇지만 남자는 사타구니 부근을 더욱 헐렁하게 하여 통풍에 유의하여야 한다. 팬티를 고를 때도 너무 꼭 끼는 옷은 피한다. 그렇지 않으면 습진이나 요도염 등을 유발하게 되며, 때로 음경을 지나치게 자극하여 유정遺精을 일으키기도 한다. 사내아이에게 사타구니가 꼭 끼는 옷을 입히거나 옷을 너무 위로 치켜 주면, 고환이 압박을 받아 온도 조절 기능이 떨어진다. 그리고 나아가 남성 불임증까지 유발할 수도 있다.

둘째는 계절에 맞는 옷이다. 여기에서 중요한 것은 갑자기 옷을 입거나 벗음으로써 몸에 급격한 온도 변화를 주지 않도록 해야 하는 일이다. 또한 겨울에는 당연히 좀 두터운 옷을 입어야 하지만 너무 두꺼운 옷보다는 얇은 옷을 두세 겹 껴입는 것이 좋다.

셋째로 내복은 땀을 잘 흡수하고 피부에 자극을 적게 주는 면 제품이 좋다. 주의할 점은 요즘에는 내복도 유행을 타면서 다양한 색상이 나오고 있고 세탁의 편의상 흰색을 피하는 경향도 있지만, 내복은 흰색이 아니면 엷은 색상의 옷을 골라야 한다는 것이다. 왜냐하면 우리 몸에서 분비되는 분비물(땀이나 소변, 여성은 냉, 월경 등)의 색을 통하여 건강도 점검할 수 있기 때문이다. 그리고 간혹 과다한 염료로 인한 염증도 있을 수 있다.

멋있는 신발과 편안한 신발

발이 작으면 예쁘다는 편견은 중국의 전족에서 유래한다. 또 서양에서도 신데렐라는 작고 예쁜 발을 가졌다는 이유로 왕자에게 시집 갈 수 있었다. 중국의 전족 같은 풍속은 지금은 없어졌지만 아직도 여성들, 특히 젊은 여성들은 작은 발을 선망하는 것 같다.

그렇지만 발을 작게 보이려는 노력이 어떤 결과를 가져오는지 안다면, 발을 학대하는 일에 그토록 과감하지는 못할 것이다. 발은 손과 더불어 우리 몸의 혈맥이 가장 많이 흐르는 곳인데, 지나치게 작은 신발은 당연히 발의 혈액 순환을 방해하여 여러 가지 염증성 질환을 일으킨다. 특히 겨울철에 작은 신발을 오래 신으면 동상에 쉽게 걸린다. 거꾸로 여름철에 작은 신발을 신으면 발은 지나치게 긴장하게 되어 땀이 많이 나게 되고 무좀이나, 심하면 각기병까지 유발할 수 있다.

어린애의 신발이 너무 작으면 발바닥이 평평해지는 편평족이 되기 쉽다. 발가락 모양도 기형이 되거나 길쭉한 계란 모양이 되기도 한다. 물론 너무 큰 신발도 나쁘다.

첫째, 행동이 부자연스럽고 넘어지기 십상이다. 당연한 이야기이지만 자신의 발 모양에 맞는 적당한 크기의 신발이 가장 좋다. 그리고 건강한 발이라야 역시 아름답기도 한 것이다.

신발은 뒤의 굽이 2-3cm 정도가 적당하다. 이 정도 높이는 체중을 적당하게 다리로 분산시켜 골격의 균형을 유지하게 해준다. 반면 평평한 신발은 몸을 지탱하는 데 힘이 더 들게 되고 내부 장기에도 그다지 좋은 영향을 미치지 않는다. 그러나 굽이 너무 높으면 발가락 쪽으로 무게가 실려 부상이나 염증이 쉽게 발생하게 되고, 무릎에도 무리를 주며 척추 뼈도 손상된다. 굽이 높은 신발을 오래 신으면 골반의 기형을 초래하여 임신과 분만에 나쁜 영향을 준다.

한편 통굽은 일반 구두와 달리 앞뒤 모두 굽이 있는 것인데, 이는 키를 커 보이게 하는 역할은 하지만 발과 몸체 모두에 해롭다. 우리가 걸을 때는 보통 발가락이 있는 앞부분이 먼저 땅에 닿고 그 다음에 뒤꿈치가 닿는다. 그리고 발가락에 힘을 주어 땅을 밀면서 뒤꿈치를 들어 앞으로 나가게 되는데, 통풍은 이런 운동에 장애를 가져와서 발을 디딜 때 뒷굽부터 닿게 한다. 또한 발가락에 힘을 주어 앞으로 나가는 운동에도 방해가 된다. 그래서 쉽게 발을 삐거나 발가락을 상하게 하며 넘어지기도 쉽다. 피해야 할 일이다.

건강한 말

말이 나오는 과정은 생각보다 복잡하다. 쉽게는 폐에서 나온 공기가 후두의 목젖을 울려서 입을 통하여 나오는 것으로 볼 수 있지만, 한의학적으로는 더 근본적인 문제를 고려해야 한다. 곧 폐만이 아니라 심장과 신장까지가 말에 관여하는 것으로 보아야 한다.

특히 신 기능은 모든 소리의 근원이 된다. 흔히 목소리가 기어들어가는 것같이 가늘고 나약하면 흔히 뱃심이 부족하다는 말을 한다. 이 뱃심이라는 것이 바로 신 기능을 지칭하는 것이다. 판소리나 성악을 하는 가수를 보면 아랫배가 다소 나와 있는데, 이들은 살이 쪄서 배가 나온 것이 아니다. 주로 힘을 아랫배에 집중하다 보니 자연스럽게 아랫배가 강해진 것이다.

공포에 질렸을 때도 목소리가 나지 않는데, 이는 공포심이 특히 신장의 기를 막아 버려 이 때문에 소리를 낼 수 없게 되는 것이다. 여러 가지 이유로 신 기능이 급격히 떨어지거나 오랜 병으로 신 기능이 약화되면, 목구멍이나 기타 목소리를 내는 기관에는 아무 이상이 없는데도 소리가 나오지 않는 경우가 있다. 이 모두가 신 기능이 바로 목소리의 근원임을 말해 주는 것이다. 따라서 이런 경우에는 신 기능을 강화시켜 주어야 한다.

신이 소리의 근원이라면 폐는 직접적으로 소리를 주관하는 곳이다. 폐에 병이 있으면 말에 변화가 오는데, 단지 소리만 달라지는 것이 아니라 말하는 양상에도 변화가 온다.

말은 신에서 근원하는 기가 폐를 통하여 심장을 거쳐 나오는 것인데, 심장에 열이 많아 그 기능이 제대로 발휘되지 못하면 이상한 말을 하게 된다. 하루 종일 무언가 남이 알아듣지 못하는 말을 중얼거리며 때로는 같은 말만을 반복하기도 한다.

한편 심장이 약하면 슬픈 목소리로 변하면서 실제 슬픔을 느끼기도 한다. 반대로 심장의 기능이 항진되면 웃음이 그치지 않는다. 본인은 웃고 싶지 않은데도 자꾸 웃음이 나와서 남에게 오해를 살 뿐만 아니라 정말 곤란한 상태에까지 빠지게 된다. 이런 경우는 정신 질환이 아니라 심장의 병이므로 심장의 기를 조절해 주는 치료를 해야 한다.

한의학에서는 이외에도 여러 가지 소리를 오장과 연관하여 보고 있다. 예로 별 이유 없이 큰소리로 욕을 하거나 무언가 부르짖는 사람은 간에 문제가 있는 것이며, 높은 곳에 올라가 노래를 불러대는 사람은 비脾, 곡哭소리를 하는 사람은 폐, 신음 소리는 신과 연관하여 문제를 찾는다.

하품은 말이나 목소리는 아니지만 이 역시 신과 연관된 것이다. 서양 과학에서는 하품을 몸 속의 부족한 산소를 보충하기 위한 생리적 반응으로 보지만, 한의학에서는 신장과 연관하여 본다. 예를 들어 얼굴이 검게 변하면서 잘 놀라고, 하품을 자주 하는 사람은 신장에 병이 있는 것이다.

어린애의 경우에 하품은 더욱 중요하다. 아이들은 열이 오르려 하거나 학질이 시작되려 할 때도 하품을 자주 하게 된다. 요즘은 학질이 없어졌다고 하지만, 자세히 관찰해 보면 전혀 없는 것도 아니다. 증상은 미미하지만 다수의 어린애들이 학질 내지 이와 유사한 증상을 보이는 경우가 많다. 오전 내내 괜찮다가 오후가 되면 얼굴이 까칠해지면서 하품을 자주 하고, 열이 올라 밤새 잠을 못 이루다가 새벽녘이 되면 열이 떨어지면서 잠이 드는 경우가 있다. 이는 해열제를 주지 않아도 새벽이 되면 자연히 열이 떨어지는 것인데, 열이 난다고 함부로 해열제를 쓰거나 알코올 마사지 등으로 열을 내리면 아이는 병이 더 깊어진다. 이것이 심하면 혈액이나 골수 관계의 치명적인 병에 걸리기도 한다. 한의학에서는 이를 양명경의 열이라고 하여 일종의 학질로 본다. 따라서 양명경의 열을 다스리는 약 서너 첩이면 대개 치료된다.

이처럼 목소리는 매우 중요하다. 가수나 교사처럼 목을 자주 사용해야 하는 사람들은 어쩔 수 없겠지만, 가능하면 말을 적게 하는 것이 몸 안의 원기를 기르는 길이다. 말을 많이 하면 기를 뺏기는 결과가 나타난다. 더욱이 말로써 말이 많다는 말도 있는 것을 보면, 지금까지 말이 많던 사람은 더욱 조심해야 할 것이다.

여러 종교에서 말을 하지 않는 기간을 정하여 수도의 한 과정으로 삼는 데는 정신 수양에도 목적이 있겠지만, 이를 통해 몸 안의 정기를 올바르게 기르려는 목적도 있다. 따라서 하루 또는 일주일 중에 말을 안하거나 적게 하는 시간을 갖는 것은, 특히 현대인들에게 매우 소중한 시간이 될 것이다.

참고로 민간 요법을 소개하겠다. 기침을 오래도록 하거나 목을 무리하게 사용하여 목이 쉬어서 소리가 잘 나오지 않는 경우가 있다. 노래방에서 목소리를 혹사하여 목이 쉬기도 한다. 심하지 않은 경우는 무즙을 낸 뒤에 즙 양의 1/3 정도의 꿀을 넣어 조금씩 수시로 먹으면 좋다.

곶감을 물에 적시어 늘 먹으면 목소리를 부드럽게 해주며, 중풍에 말이 잘 나오지 않는 사람은 배즙을 내어 매일 복용하면 좋다. 갑자기 목소리가 나오지 않을 때는 말린 귤껍질을 다려서 수시로 먹으면 도움이 된다.

제3부
머리부터 발끝까지
튼튼하고 아름답게

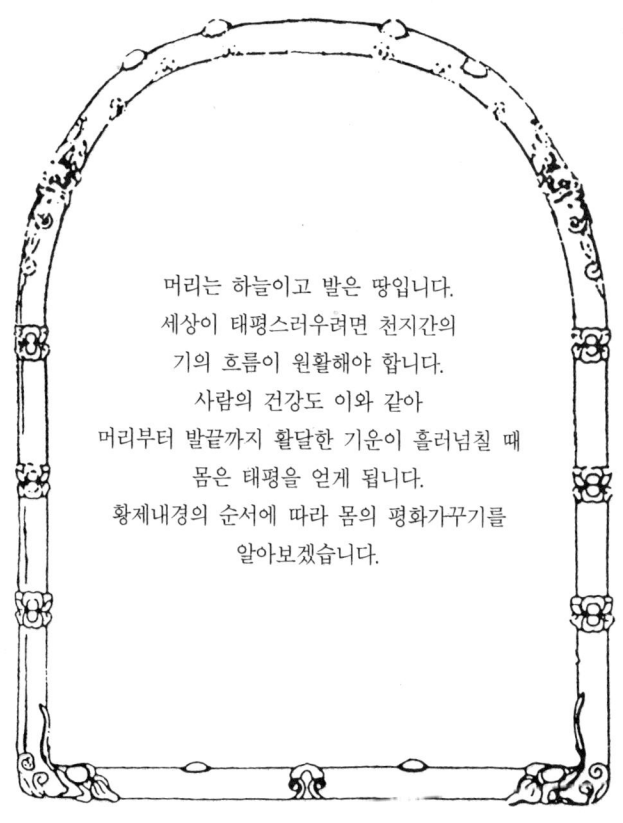

머리는 하늘이고 발은 땅입니다.
세상이 태평스러우려면 천지간의
기의 흐름이 원활해야 합니다.
사람의 건강도 이와 같아
머리부터 발끝까지 활달한 기운이 흘러넘칠 때
몸은 태평을 얻게 됩니다.
황제내경의 순서에 따라 몸의 평화가꾸기를
알아보겠습니다.

머리는 시원한 게 좋다

동양에서는 머리는 둥글고 발은 모가 났다고 말해 왔다. 이는 하늘은 둥글고 땅은 네모진 것이기 때문에 이를 본받은 인체도 그처럼 생겼다고 한 것이다.

오늘날에는 '지구'地球라는 말처럼 땅은 네모난 것이 아니고 둥글다고 본다. 그렇지만 옛사람들이 땅을 네모나다고 본 데에는 과학의 발전 차이도 있겠지만, 무엇보다도 보는 관점의 차이가 있었다. 사람이 발붙이고 사는 곳인 땅에서 볼 때 땅은 네모나고 그 위를 하늘이 둥글게 덮고 있다고 생각함으로써, 당시로서는 일정하게 우주를 설명할 수 있었던 것이다.

이를 무조건 비과학적이라고만 생각해서는 곤란하다. 모든 대상은 보는 관점(관찰자의 위치)과 실천적 관심의 차이에 따라 다르게 나타나기 때문이며, 설혹 어떤 이론이 사물의 본질에 정확하게 다가가지 못했다 하더라도 당시의 수준에서 수행하는 자신의 역할이 있기 때문이다. 그리고 이런 동양의 천문 지식은 매우 정교하게 구성되어 있어서, 적어도 16세기까지는 서양의 그것에 비해 훨씬 앞서 있었다.

더욱이 한의학에서 말하는 천문학의 내용은 흔히 사주팔자를 말할 때 쓰이는 것과는 달리, 오늘날의 천문학 지식으로 보아도 별 차이가 없을 정도로 매우 정확하다.

머리가 하늘을 닮았다면 머리는 음양 가운데 양에 해당한다. 양이란 음에 해당하는 찬 것에 비해 덥다. 따라서 머리는 항상 덥기 마련이다. 머리는 우리 몸의 기 중에서도 양에 해당하는 기가 모두 모이는 곳이다. 따라서 머리가 더울 수밖에 없는 것이다. 만일 머리가 차다면 그 사람은 매우 심각한 상태에 있다고 보아도 틀림없다. 웬만한 추위에 발은 동상에 걸릴지라도 얼굴은 동상에 걸리는 법이 없다.

그러나 모든 게 그렇듯 음양의 조화가 있어야 건강하다. 머리는 항상 덥기 마련이지만 너무 더워지면 병이 된다. 따라서 머리는 늘 시원하게 관리해야 한다. 잠을 잘 때도 머리만은 시원하게 해야 하며, 땡볕에서는 모자를 써서 지나친 더위를 피해야 한다.

어린애는 특히 머리를 시원하게 해야 한다. 어린애는 어른에 비해 양기가 더 왕성한 조건을 갖고 있다. 체온도 어른보다 높고 울거나 젖을 먹는 등 조금만 활동해도 열이 많이 난다. 열은 양에 해당하므로 자꾸 위로 올라가려는 성질이 있다. 인체에서 위로 올라간다는 것은 결국 머리로 열이 모인다는 말이다. 아이들이 땀이 많이 난다고 할 때도 잘 관찰해 보면 주로 머리에 땀이 많이 나는 것을 알 수 있다. 따라서 한의학에서는 전신에 땀이 많이 나는 것과 주로 머리에 땀이 나는 것을 구분해 치료한다.

요즘에는 미국식 육아법이 유행하여 아이를 엎어 재우는데, 이는 한의학적으로 보면 바람직한 일이 아니다. 왜냐하면 엎드려 있으면 가뜩이나 덥기 마련인 머리가 열을 받기 때문이다. 또한 어린이는 가슴을 차게 하고 배를 따뜻하게 하라고 했는데, 엎어 재우면 배는 따뜻해져서 좋지만 가슴은 더워지고 등은 차게되어 양생법에 거스르게 된다. 많은 부모들이 아이 머리의 뒤통수 모양을 예쁘게 하려고 엎어 새우는 방식을 택하는 경우도 있는데, 이것은 이를 잡으려고 초가삼간을 다 태우는 격이다.

또한 모자도 햇빛을 가리기 위한 것이면 좋지만, 직사광선이 내리쬐지 않는 실내에서는 모자를 벗고 있어서 머리의 기가 잘 발산할 수 있도록 도와줘야 한다. 머리는 하늘의 기와 항상 잘 통해야 한다. 따라서 실내에서 모자를 쓰고 있는 것은 예절 때문이 아니라 건강상 매우 해로운 일이다.

뇌가 좋은 학생?

머리에는 두뇌가 있어서 보통 생각을 주관하는 곳이라고 한
다. 그러나 한의학에서 정신 작용은 심장에서 담당하지 머리, 특
히 뇌에서 담당하는 것으로 보지 않는다. 오히려 뇌는 생명의 근
원, 또는 신장과 연관된 생식력의 원천이라는 의미로 쓰인다. 곧
뇌나 골수는 모두 신장에서 만들어지며, 뇌수가 충만해야 몸도
가볍고 튼튼하여 장수할 수 있게 된다. 신 기능이 왕성해야 정
(액)이 충만하고 뇌수의 생산도 활발해진다고 보는 것이다.

반대로 뇌수가 부족하면 어지럼증과 귀가 울리는 이명증이
생기고, 사지가 시리고 무력하여 눕기만을 좋아한다. 한편 서양
의 히포크라테스도 뇌를 정신의 자리임과 동시에 정액의 생산

및 저장소로 보았다. 이는 동서양의 발상이 매우 유사했음을 보여주는 한 예이다.

한편 한의학에서 뇌가 정신 작용을 하는 곳이라는 생각은 당나라 이후인 7, 8세기가 되면 일반화된다. 서양에서는 뇌가 정신 작용과 관계가 있다는 생각이 14세기나 되어야 일반화된 것과 비교하면 매우 빠르다.

서양의 해부학이 발전하면서 뇌가 중추 신경의 중심이며 모든 사유 활동을 주관한다는 생각이 일반화된 것이 16세기의 일이고 이것이 중국의 명, 청대에 전해져 한의학에서도 이를 일부 받아들이지만, 한의학에서 일차적으로 정신 작용을 담당하는 곳은 뇌가 아니라 심장이라고 생각한다.

위에서 본 것처럼 뇌는 차라리 신장과 더 관계가 깊은 것이다. 따라서 한의학에서는 머리가 총명해지기 위해서는 신장을 잘 관리해야 한다고 말한다. 이외에도 심장과 간의 건강은 뇌를 건강하게 하기 위한 기본 요건이다. 이처럼 한의학에서는 뇌의 건강 역시 오장육부의 건강으로 이해하고 정신과 물질을 구분하지 않는다.

수험생을 둔 부모의 입장에서 머리 좋아지는 약을 주문하는 경우가 많지만, 특별히 머리가 좋아지는 약이 있을 리 만무하다. 머리, 곧 뇌만 따로 떼어 내어 좋게 할 수는 없기 때문이다. 기본적으로 신장을 강화하면서 심장의 작용에 장애가 뇌는 요소를 제거하고, 간 기능을 원활하게 만들어 주면 뇌의 작용은 극대화된다. 보통 한의원에서 머리 좋아지는 약이라고 하는 것은 바로 이런 기능을 극대화시키는 약들이다.

그러나 공부는 본인의 꾸준한 노력에 의해 향상되는 것이지, 약을 먹는다고 해서 머리가 좋아지거나 갑자기 성적이 오르거나 하지는 않는다. 약은 다만 공부를 하기 위한 기본 체력과 신체 조건을 보충해 주는 역할을 할 뿐이다.

따라서 부모 입장에서는 머리 좋아지는 약을 찾을 것이 아니라, 체력을 보충하면서 공부에 전념할 수 있는 여건을 마련해 주는 것이 더욱 현명할 것이다. 대개 수험생은 온갖 욕구로 가득 차 있을 나이라서 금지가 심할수록 그것에 대한 욕구가 오히려 더 커진다. 부모의 일방적인 강요와 금지는 수험생의 불필요한 욕구를 더 크게 만드는 부작용을 낳을 수 있다.

이를 요즘에는 스트레스라고 하는데, 한의학에서는 간 기능을 억압하는 요소로 보고 있다. 간 기능이 억눌리면 당연히 뇌의 작용에 지장을 준다. 간은 우리 몸의 기를, 뻗어 나갈 것은 뻗어 나가게 하고 밖으로 내보낼 것은 내보내는 작용을 한다. 그런데 이것이 억눌리므로 건강만이 아니라 머리의 회전도 나빠진다. 이럴 때는 부모의 주의와 함께 간 기능을 원활하게 하는 치료가 필요하다.

또한 심장의 기능을 활발하게 하려면 이런저런 고민을 많이 하지 않도록 해야 한다. 대개 '화병'이라고 하는 것도 골똘히 고민하고 이런저런 생각 때문에, 담이나 기타의 요인에 의해 심장이 막히거나 열이 나는 것이다. 한의학에서는 심장에 구멍이 있어서 이것이 막히면 '담미심규'라고 하여 온갖 정신 질환의 근원이 된다고 본다. 따라서 심장의 기능을 막고 있는 요인을 뚫어주면 제 기능을 회복하게 된다.

한편 수험생 본인으로서는 매우 힘든 과정임이 분명하지만 그것이 바로 자신과의 싸움, 곧 자신의 한계와의 싸움으로 보고 대처해 나가야 할 것이다. 성적의 높고 낮음은 작은 결과에 불과하며 더 중요한 것은 그 과정일 것이다. 더불어 자신의 몸 관리에도 각별히 유의해야 한다.

적절한 휴식과 영양 섭취를 해야 하며, 특히 아침을 잘 먹고 저녁에는 좀 덜 먹는 습관을 들여서 몸의 기능이 최대화할 수 있도록 본인도 노력해야 한다. 대개 수험생들은 잠이 부족하고 부담스러운 일과로 인하여 매사에 과민하고 먹는 것으로 스트레스를 풀기도 하는 등 식생활이 불규칙한 경우가 많다. 더욱이 밤늦게 공부하다가 밤참(특히 라면 등 인스턴트 식품)을 먹는 경우도 많은데, 이는 가능한 한 피해야 한다. 또한 위에서도 본 것처럼 총명한 머리는 신 기능이 충만할 때 발휘되므로 무절제하게 신 기능을 낭비하지 않도록 노력해야 한다. 그러나 신 기능을 억제해야 한다는 강박 관념에 사로잡혀 오히려 디 부담이 되는 경우도 있는데, 이럴 때는 전문가와 상의하여 적절한 대책을 세우는 것이 좋다.

머리에 좋은 음식으로는 연뿌리(날로 식초를 살짝 쳐서 먹어도 좋고 밥에 쪄서 먹어도 좋다)와 호도(변이 묽거나 설사를 하는 사람은 피한다), 검은 콩(그냥 볶거나 콩장으로 먹으면 좋다), 천엽 등 동물의 내장(선짓국도 좋다), 다시마 등 해조류는 모두 좋다.

건강한 눈은 인생의 보배

눈은 마음의 창이라고 한다. 눈을 통해 그 사람의 마음까지 읽을 수 있다는 말이다. 즉 눈은 정신 활동을 주관하는 심장의 다스림을 받는 곳이며, 심장은 마음을 관리하는 곳이기 때문에, 결국 눈에서 그 사람의 마음이 나타나게 된다는 것이다. 그런데 눈을 잘 보면 마음의 상태뿐 아니라 몸의 상태까지도 알 수 있다. 왜냐하면 눈은 오장육부의 정기가 모이는 곳이기 때문이다.

눈의 제일 가운데에 있는 동자는 오장육부 중 신장과 관계가 있다. 동자를 둘러싸고 있는 검은 부분은 간, 나머지 흰 부분은 폐와 관계가 있다. 눈의 양 바깥쪽 끝과 거기에 나 있는 가는 실핏줄은 심장, 눈꺼풀은 비(소화기 계통)와 관계가 있다. 그러므

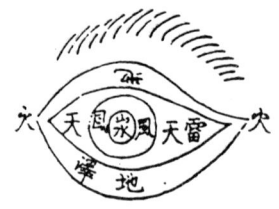

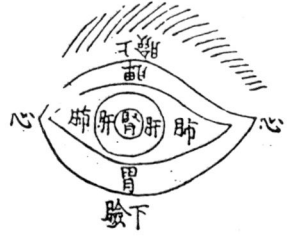

눈은 발생학적으로도 뇌에 속하는 기관이다. 그림에서처럼 눈에는 우리의 오장육부가 모두 나타난다. 『동의보감』「외형편」에서 발췌.

로 건강한 눈은 동자와 검은자가 명확히 구분되면서도 검은 색이 선명해야 하고, 흰자 역시 깨끗하고 투명하면서 빛이 나야 한다. 눈꺼풀은 황색이면서 윤택해야 건강한 눈이다.

눈이 들어가 보이도록 눈꺼풀에 검은 색으로 화장을 하는 경우도 있으나, 이는 한의학적으로 보면 병색이 완연한 것일 뿐이다. 그러므로 눈의 색이나 이상 증세를 통하여 오장육부의 상태까지도 알 수 있는 것이다.

눈의 병은 대개 화火로 인한 경우가 많다. 그런데 예를 들어 눈이 붉게 충혈되면서 깔깔한 느낌 또는 통증이 있고 눈물이 나거나 햇빛을 싫어하는 것(태양 아래 나가면 눈을 뜨지 못하는 경우)은 모두 화, 특히 심장의 화가 지나치게 많아서 생기는 것이다. 이런 경우는 표피적으로 눈만 치료할 것이 아니고 근본적으로 심장의 화를 다스려야 한다.

눈곱이 많이 끼는 경우는 폐에 병이 있다는 표현이다.

별꽃이 보이거나 이유 없이 눈물이 나는 것은 신장에 문제가 있다는 말이다.

근시와 난시 역시 한의학적으로는 음양의 문제가 있기 때문인데, 근시는 양기가 부족한 것이고 원시는 음기가 부족한 것이라고 본다. 따라서 치료는 부족한 음이나 양을 보충하는 근본 치료를 하게 된다. 노인이나 큰 병을 앓고 난 후 눈이 침침해지는 것은 눈에 혈액 공급이 부족하기 때문으로, 이 때는 간이나 담을 중심으로 혈액을 보충해 주어야 한다.

이 밖에도 속눈썹이 눈을 찌르는 경우, 바람만 불면 눈물이 나는 경우, 눈에는 아무 이상이 없는데 눈을 뜨고도 아무 것도 보이지 않는 경우, 하나를 보아도 두 개로 보이는 경우, 각종 결막염, 전염성 눈병 등도 모두 오장육부와의 연관이 있다. 따라서 눈의 질환은 눈 자체가 아니라 오장육부를 치료해야 근본 치료가 된다(물론 눈을 직접 치료할 경우도 있다). 왜냐하면 야맹증의 경우에도 그 사람에게 비타민 A가 부족한 것은 사실이지만, 근본적으로는 비타민 A를 소화하고 흡수할 오장육부의 능력이 없기 때문이지, 그 사람이 비타민 A를 전혀 섭취하지 않았기 때문이 아니다. 이외에 색맹은 현대 의학으로는 거의 불치에 가깝다고 하는데, 선천성이 아닌 경우는 한의학적으로 치료가 가능한 경우도 있다. 다만 장기적인 치료를 요한다.

눈을 잘 관리하려면 다음을 잘 지켜야 한다.

첫째, 잠을 충분히 자야 한다. 특히 밤늦게 책을 많이 읽으면 더욱 피로해진다. 한곳을 오래 보는 것도 나쁘다.

둘째, 조용한 곳에서 마음을 한곳에 집중시키면서(무념의 상태에서) 눈을 감고 있는 것이 좋다.

셋째, 눈 운동을 한다. 아침에 일어나서는 눈을 감은 채 좌우로 10-15회 돌려주고 난 뒤에 눈을 뜨고 다시 10여 회 반복한다. 자기 전에는 반대로 먼저 눈을 뜨고 돌리고, 다시 감은 후에 돌려주고 나서 잠자리에 든다.

넷째, 손바닥을 30번 정도 비벼서 열기가 나면 손바닥으로 눈을 가볍게 안마한다. 매일 5분 정도 꾸준히 하면 놀랄 만한 효과가 있다.

음주 과다, 무절제한 성 생활, 뜨거운 음식과 밀가루 음식은 눈에 나쁘다. 반면 대부분의 동물 간은 눈에 도움이 된다. 간유

구나 스쿠알렌 등이 그런 것들이다. 눈에 도움이 되는 색은 검은 색이다. 보통은 녹색이 눈에 피로를 덜 가져올 것이라고 생각하지만 눈에 가장 피로가 적은 색은 회색 계통이다.

코의 건강

코는 주로 숨쉬는 기관으로 생각하지만 인체에서 차지하는 코의 역할은 그보다 훨씬 많다.

『노자』에서는 현빈玄牝이라는 문이 하늘과 땅의 뿌리임을 말하고 있는 구절이 있다. 이에 대한 주를 보면 '현'은 사람에게서 코에 해당하고 '빈'은 입에 해당하는데, 코는 하늘의 기와 통하는 곳이고 입은 땅의 기와 통하는 곳이라고 한다. 쉽게 말하자면 코는 대기의 공기 등을 호흡하는 곳이고, 입은 땅에서 나는 곡식 등을 받아들이는 곳이어서 이 둘이 사람에게는 근본이 된다는 의미이다. 이 가운데 코는 하늘의 기를 받아들여 심장과 폐에 모아 두는데 특히 폐와 관계가 깊다. 따라서 심장이나 폐에 병이 생기면 코가 불편해진다.

이러한 호흡 작용 이외에 심장과 폐의 이상은 때로 냄새를 못 맡게 한다. 서양의 과학으로는 코 자체나 신경 계통의 이상 때문에 냄새를 맡지 못한다고 설명하겠지만, 한의학에서는 그 근본을 따져 심장과 폐의 문제로 본다. 그리고 실제 임상에서도 이런 연관은 증명되고 있다.

또한 코는 소리를 주관하는 폐의 부림을 받아 소리를 내는 역할도 한다. 이 밖에도 코는 소화를 담당하는 비위와 연관이 있는 등 인체의 거의 모든 장부와 관련이 깊다. 따라서 코의 질병은 먼저 어떤 장기, 혹은 경락에 문제가 있는지를 알아야 한다.

대체로 코는 감기처럼 외부의 나쁜 기운이나 인체 내의 지나친 열 때문에 병이 들기 쉽다. 따라서 콧병이 걸리면 먼저 맵고 더운 음식 등 자극성 있는 것을 피해야 한다.

한의학에서는 '주사비'라고 하는데, 소위 '딸기코'라고 하는 것이 있다. 흔히 과도한 음주로 인한 경우가 많지만 그 밖에도 심한 노동을 하거나 만성 위장 질환, 월경 불순, 사춘기의 청소년 등에서도 나타날 수 있다. 이는 술이나 다른 원인으로 몸 안에 열이 많아진 상태에서 외부의 나쁜 기운에 침범당하여 피가 코끝에 응결되기 때문에 나타나는 질환이다. 이 때는 자극성 있는 음식을 피하고 술도 물론 금해야 한다. 이외에도 비염이나 비색(코가 막히는 것), 코피 등이 있을 때도 역시 음식부터 조심해야 한다.

코피가 나는 이유는 그 원인이 다양하다. 그렇지만 한의학에서는 몸 안의 더운 기운이 위로 뻗치다가, 그 기운이 뇌로 올라가 치명적인 손상을 입히는 것을 막기 위한 인체의 자기 조절 기능의 하나로 본다. 그렇기 때문에 코의 모세 혈관을 전기 등으로 지지거나 점막을 제거하는 방법은 극히 위험한 치료법으로 이해한다. 습관적으로 코피가 나는 경우는 식생활을 조절하면서 장기적인 치료를 받아야 한다. 또한 코피는 감정의 변화에 의해서도 유발되기 때문에 정신적인 안정 역시 중요하다.

콧병 중 크게 아프지 않으면서도 생활하기에 매우 곤란한 것이 소위 알러지성 비염이다. 한의학에서는 '비체'라고 하는데 이것 역시 심장의 열이 주된 원인이다. 치료가 쉽지는 않지만 체질 개선과 함께 원인에 따른 치료를 하면 좋은 효과가 나타난다.

『동의보감』에는 코의 수련법이 나와 있다. 수시로 가운데 손가락으로 코의 양쪽 콧마루 주위를 이삼십 번씩 문질러 주는 것이다. 피부에서 열이 날 때까지 문질러 준다.

또한 코털을 없애라고 말하고 있다. 코는 하늘의 신령스러운 기가 출입하는 곳이기 때문에 장애가 있으면 안되기 때문이다. 다만 코털을 뽑는 방법은 매우 나쁘다. 자칫 감염이 되면 뇌에 직접 연결되어 치명적인 결과를 가져 올 수도 있기 때문이다. 가위나 코털 소제기로 잘라 준다.

냄새를 잘 맡지 못하는 사람은 콧구멍에서 빰쪽으로 약간 떨어져 있는 영향혈을 가운뎃손가락끝으로 많이 문질러 열을 내면 좋다. 한편 우스갯소리로 코는 남성의 상징과 비교되기도 하지만 이는 별 근거 없는 이야기이다.

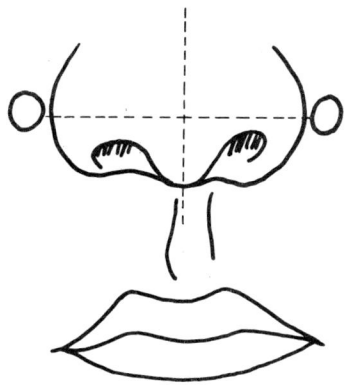

영양혈 : 모든 코와 관련된 질환에 효과가 있으며, 안면 신경마비와 얼굴이 가렵거나 부을 때도 효과가 있다. 코 옆의 동그라미 부분.

입의 건강

    입이라고 하면 입술과 구강을 모두 말하는 것인데, 모든 먹는 것은 입을 통해 들어오기 때문에 입은 오장육부 중 소화 기능을 담당하는 비脾와 통한다. 따라서 비의 기가 정상적으로 작용해야만 입맛을 골고루 느낄 수 있다. 물론 직접 맛을 접하는 곳은 혀이지만, 이 맛을 느끼게 해주는 곳은 비이다.

    혀는 심장에 속한다. 한의학에서는 정신 기능을 담당하는 곳은 뇌가 아니고 심장이라고 보기 때문에, 혀가 심장에 속하여 맛을 알게 된다는 이론이 성립되는 것이다. 더욱이 한의학에서 정신 기능은 심장에만 한정되어 있지 않고 오장육부에 분산되어 있다. 아니 이렇게 정신과 각 장부라는 물질을 구분하는 것 자체

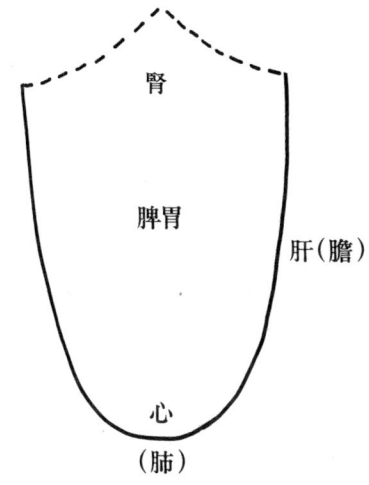

腎

脾胃

肝（膽）

心

（肺）

혀(망진) : 혀를 잘 관찰하면 간단한 질병을 미리 알아낼 수 있다. 몸
의 상태가 나쁘다고 생각되면 아침에 이를 닦기 전 혀의 색과 모양을
잘 관찰하도록 한다.

가 한의학에서는 별 의미가 없는 것이다. 한의학에서 정신은 곧
물질이고 물질은 곧 정신이다. 다만 그 기능 혹은 질병이 나타나
는 유형에 따라 이를 구분하여 치료하는 것이다.

따라서 환자가 주관적으로 느끼는 데 불과하다고 하는 것들
이 한의학에서는 중요하다. 검사상으로는 아무런 이상이 없는데
도 환자 자신은 통증이나 불편을 호소하는 경우가 있다. 이 때
한의학에서는 신경성이라는 말을 절대 하지 않는다. 혀에는 아

무 이상이 없는데도 환자는 입이 써서 아무 것도 먹지 못하겠다 거나, 입맛이 너무 달아서 죽겠다고 한다. 이를 자각 증상이라고 하는데, 이런 환자의 주관적인 호소는 매우 중요하다. 환자의 느낌은 단지 주관적인 것이 아니고 그런 느낌과 연관된 오장육부의 문제와 곧바로 통하기 때문이다.

다시 말하자면 보통 환자 개인의 주관이라고 하는 것이 한의학에서는 바로 객관인 것이다. 따라서 한의학에서는 입맛의 변화가 있을 때 혀 자체의 이상을 찾으려 하기보다는, 입맛의 변화와 연관된 장부의 문제로 들어가는 것이다.

예를 들어서 입맛이 쓰면 심장에 열이 많다는 증거이다.

때로 무언가 결정할 일이 많은데도 쉽게 결정하지 못하고 주저하는 사람에게도 입맛이 쓸 때가 있다. 이것은 간과 담의 문제이다.

반대로 입맛이 달아서 너무 먹게 되니 살이 찌거나, 살은 쪄도 힘이 없다는 사람이 있다. 이런 사람은 비위에 열이 많아서 입맛이 달게 느껴지는 것이다. 무엇이든 달게 먹고 살은 쪄도 힘이 없는 사람은 대개 비가 허한 경우가 많다.

입 안에 신물이 난다고 하는 사람은 평상시 화를 많이 내거나 스트레스를 받아 간 기능이 지나치게 항진되어, 이것이 비위 기능을 손상시켰기 때문이다. 양방에서 위궤양의 원인을 '신경성' 이라고 하는 것도 한의학의 설명 체계에 접근하고 있는 것이다.

이외에도 입에서 냄새가 심하게 나는 경우가 있다. 치아나 잇몸에 이상이 있어서 나는 경우도 있지만, 치아나 잇몸에는 특별한 이상이 없으면서도 냄새가 나는 경우에는 위胃에 열이 많기 때문에 그런 것이다. 입 안이 자주 헤어져서 자극적인 음식을 못 먹는 사람도 있다. 이 원인도 여러 가지가 있지만 기본적으로는 열이 원인이다.

중국 금나라 때의 이동원이라는 의사는 입 안에 종기가 나거나 헤어지는 경우에 다음과 같은 치료 방법을 소개하고 있다.

잠자리에 들기 바로 전에 두 손으로 양고환을 하나씩 잡고 오른쪽 왼쪽 번갈아 가며 부드럽게 35회 안마해 준다. 아침에 일어나서도 마찬가지로 행한다.

아직 임상적으로 이 방법의 실효성에 대한 보고는 없지만, 간단한 방법이면서 신 기능을 향상시키는 방법도 되니 시행해 볼 만하다. 다만 아쉽게도 여성을 위한 방법은 소개되어 있지 않다.

혀의 건강

혀는 맛을 보거나 말을 하는 데에 결코 없어서는 안되는 중요한 기관이다. 더 나아가 혀는 건강을 가늠할 수 있는 좋은 척도가 된다.

건강한 사람의 혀는 붉으면서도(담홍색) 선명하고 부드럽고 윤택한 느낌을 준다. 혀의 움직임도 유연해야 한다. 혀가 너무 붉어도 나쁘다. 이 때는 몸에 열이 많다는 증거인데, 특히 혀끝만 붉어지면 심장에 열이 있다는 신호이다. 혀가 전체적으로 희게 되는 경우도 있는데, 이는 몸이 허약해지거나 몸 안에 찬 기운이 많아졌기 때문이다. 양기가 부족할 때도 혀가 희어진다.

혀에는 설태라는 것이 있는데 건강할 때는 크게 눈에 띄지 않을 정도의 옅은 흰색으로 혀 전체에 고르게 퍼져 있다. 이런 설태는 정상적인 것으로 칫솔 등으로 문지르면 곧 없어진다.

한편 설태가 전혀 없으면서 혀가 선홍색이고 윤택이 많이 나면 음기가 부족하다고 볼 수 있다. 곧 몸에 적당한 물기가 부족하여 불필요한 열이 많이 나는 것이다.

보통 몸에 열이 많을 때는 설태가 노란색으로 나타난다. 노란색이 짙으면 그만큼 병도 깊이 몸 속으로 들어가 있다는 말이 된다.

반대로 몸 안이 차면 하얀 설태가 좀 두껍게 나타난다. 간혹 푸르거나 검은 색으로 나타나는 사람이 있는데 이 때는 병의 경과가 좋지 않다. 또한 설태가 두꺼울수록 병이 깊다는 표현이며, 설태가 건조한 것도 윤기가 있는 것보다 좋지 않은 것이므로 정확한 진단을 받고 치료해야 한다.

매우 피곤할 때 혀가 담홍색을 띠면서 혀의 가장자리에 잇자국(치흔)이 생기는 사람이 있다. 이는 치흔설이라고 하는데 기가 허하기 때문이다. 따라서 기를 북돋아 주는 치료를 하면 혀는 원래의 모양으로 돌아간다.

치흔이 남으면서 혀의 색이 담백색으로 변하는 경우는 차고 습한 기운이 몸 안에 있기 때문이다. 일시적으로 치흔이 생기는 것이 아니고 자주, 또한 지속적으로 남는다면 위와 같은 몸의 이상이 있다는 증거이다. 그러므로 각 원인에 따른 치료를 하면 깨

깨끗하고 건강한 혀를 회복할 수 있다.

혀에 가시 같은 것이 자주 생기는 것은 열이 많기 때문이다. 혀가 갈라지는 경우도 열로 인한 것이다. 혀가 갈라지는 데는 사람 인人자 모양, 내 천川자 모양, 가위표 모양 등 다양하다.

혀에 작은 종기가 자주 나는 사람도 역시 열, 특히 심장의 열이 주요 원인이다. 이 때는 대개 통증이 수반된다. 만일 통증은 별로 없으면서 움푹 들어간 모양의 종기가 생긴다면, 심장의 열보다는 음기가 부족하여 불필요한 열이 위로 떠오르기 때문이다. 따라서 혀에 종기가 생기면 일시적으로 혀를 치료할 것이 아니라 근본 치료를 강구해야 한다.

이상으로 보면 대체로 열이 혀에 좋지 않다는 것을 알 수 있다. 따라서 너무 뜨거운 음식이나 열을 많이 내는 음식이 혀에 나쁠 것은 당연하다. 혀에 작은 종기가 생겼을 때 가장 간단히 치료할 수 있는 방법은, 더운 물에 백반을 녹여 입안을 자주 헹구는 것이다. 이외에 꿀을 입에 넣고 천천히 먹는 방법도 있다. 꿀에 무우즙을 반반씩 타서 먹기도 한다. 『동의보감』에는 노인의 경우 사람의 젖을 뜨겁게 데워서 먹으라고 되어 있으며, 어린 아이의 구창에는 양의 젖을 먹으라고 되어 있다. 대신 우유를 먹어도 어느 정도 효과가 있다. 먹을 때는 우유를 입에 다소간 머금고 있다가 천천히 삼키도록 한다.

건강한 치아

건강한 치아는 다섯 가지 복 중의 하나일 뿐만 아니라 보기에도 좋다. 아무리 진수성찬이 차려져 있어도 딱딱하거나 자극성 있는 음식을 먹지 못하는 고통은 당해 본 사람만이 안다. 더욱이 치통은 여러 가지 통증 중에서도 가장 견디기 힘든 것 중의 하나이다. 그런데 이처럼 중요한 치아 관리에 대해 잘못 알고 있는 상식이 많다.

한의학에서는 치아를 신 기능과 직접 연관시킨다. 신이 골수를 주관하는 곳이기 때문에 신 기능이 강하면 신이 주관하는 치아 역시 건강하게 된다는 것이다. 따라서 한의학에서는 치아 자체의 관리보다는 신 기능의 유지가 너욱 중요한 문제가 된다.

세균이나 당분이 치아를 상하게 하는 중요한 요인이지만, 모든 사람이 당분을 일상적으로 섭취하고 있고 세균도 항상 입 안에 있는 것이다. 그런데 유독 일부 사람만 치아가 상하는 이유는 기본적으로 신 기능이 약해졌기 때문이다. 특히 나이가 들어 풍치가 생기거나 이가 흔들리는 것은 모두 신 기능이 약해졌기 때문이다. 따라서 치아 건강은 신 기능에 따라 결정된다.

또한 윗니와 아랫니는 경락상으로 서로 구분이 된다. 곧 위의 잇몸은 족양명 위경이라는 경락과 연계되어 있고, 아래 잇몸은 수양명 대장경과 연계되어 있다. 그래서 각 잇몸에 부속된 윗니와 아랫니의 관리나 치료 역시 다른 방법을 사용하게 되어 있다. 윗니는 뜨거운 것을 싫어하고 찬 것을 좋아하는 반면에 아랫니는 찬 것을 싫어하고 뜨거운 것을 좋아한다. 그런데 음식을 먹을 때는 윗니와 아랫니를 모두 사용하기 때문에 일반적으로는 지나치게 뜨겁거나 찬 음식은 모두 치아에 나쁘다고 하겠다.

치아를 관리하는 데 가장 중요한 것은 물론 자주 이를 닦는 것이다. 매일 식후 세 번 칫솔질을 하는 것이 중요하다. 이를 닦을 때는 치약이 아니라 소금을 사용한다. 소금은 신장에 들어가 신 기능을 도와주기 때문이다. 죽염이 좋다고 하지만 천일염을 1시간 반에서 2시간 정도 볶아 곱게 갈아 쓰면 죽염과 같은 효과가 있다. 처음 소금을 사용하면 다소 어색하지만 장기적으로 사용하면 오히려 치약보다 더 상쾌하고 잇몸에서 피가 나거나 이가 흔들리는 증상이 없어진다.

또한 치아가 신 기능과 깊은 연관이 있으므로 당분류를 제한하여 신 기능을 도와야 한다. 이는 상수도의 불소화 작업보다 더 중요한 일이다. 서양에서는 충치를 후진국병으로 본다. 그리고 충치를 예방하기 위해서는 무엇보다도 당분류를 제한하는 쪽으로 권장하고 있다. 껌, 콜라, 과자, 초콜릿, 아이스크림 등 당분류의 섭취를 적극적으로 막아야 한다. 언뜻 껌은 치아에 좋을 듯싶지만 껌에 포함된 당분과 껌을 씹을 때의 기계적인 운동은 치아와 턱뼈에 매우 나쁜 영향을 준다.

이러한 사항 이외에 진짜로 중요한 일은 식생활 개선이다. 인류가 불의 사용으로 더욱 풍부한 영양을 섭취하게 된 것은 사실이다. 그렇지만 너무 부드러운 음식을 제공함으로써 치아에 적절한 자극과 운동을 주지 못하여, 점차 치아를 약하게 만들었다는 사실을 다시 생각해 보아야 한다.

치아에 다시 적절한 자극과 운동을 주기 위해서는 김치 등 우리의 전통 음식을 일상적으로 먹는 것이 바람직하다. 김치는 식물성 섬유질과 여러 가지 영양이 풍부하여 치아에도 좋고 소화나 변비 예방에도 좋다. 또한 김치를 좋아하는 사람은 상대적으로 단 음식을 덜 먹는 경향이 있으므로 일석이조 이상의 효과가 있다. 최근에는 부모부터가 질긴 음식이나 채소를 피하고 피자나 햄버거 등 부드러운 음식을 자녀에게 권유하는 일이 많은데,

이는 병을 자초하는 일이다.

더불어 음식에 들어가는 설탕의 양도 철저히 제한해야 한다. 조미료도 한의학적인 관점에서는 단맛에 속하여 신 기능에 피해를 준다. 파, 마늘, 양파 등을 듬뿍 넣어 각종 조미료를 대체하는 방향으로 요리를 연구해야 한다. 이외에 오렌지 쥬스 등 신맛을 내는 음식은 치아를 연하게 만든다. 너무 많이 먹지 않도록 해야 한다.

치아에 병이 생겼을 때는 반드시 기름기를 금한다. 만일 기름기를 먹었을 때는 녹차를 진하게 타서 2, 3분 정도 머금고 있다가 천천히 삼킨다. 이외에도 각종 인스턴트 식품은 치아에 해롭다. 거기에 포함된 각종 향신료와 조미료 등은 신 기능을 저하시킬 뿐만 아니라 직접적으로 치아에 나쁜 영향을 준다.

이를 튼튼히 하는 기공법으로는 아침에 일어나 이를 두드리는 방법이 있다. 이를 고치법叩齒法이라고 하는데, 자고 일어나 눈을 뜨면 입을 열지 말고 자세를 바르게 하고 앉아 조용히 아래위의 이를 부딪치게 하여 이를 두드린다. 1초에 약 1회 정도씩 36회 두드린다. 이를 두드릴 때 너무 강한 자극은 필요 없다. 이렇게 하면 입 속에 자연히 침이 고인다. 이 때 숨을 멈추고 침을 삼킨다. 침은 천천히 음미하듯이 세 번 정도에 나누어 마신다(혹은 '꿀꺽' 하는 소리가 나도록 크게 삼켜야 한다는 설도 있다). 밤새 쉬고 있던 몸의 근육과 관절에 적절한 자극을 주게 되어 아침의 활동을 위한 준비에 큰 도움이 된다.

윗니와 아랫니가 울리면서 각기 속한 경락인 위장과 대장을 자극하기 때문에 식욕도 돋구고, 대장이 운동을 활발히 할 수 있도록 하여 변비에도 도움이 된다. 치아의 울림이 뇌에도 전해지기 때문에 정신도 맑아진다. 마치 새벽종을 치듯이 마음가짐을 조용히 하면서 두드리면 정신 건강에도 좋다. 자기 전에도 36회 두드리고 잔다.

귀의 건강

    귀는 인체를 축소한 것처럼 모든 인체의 기관과 대응 관계를 갖고 있다. 귀는 어린아이(태아)가 거꾸로 누워 있는 형상을 하고 있다. 이침은 이 원리를 이용한 것이다. 이침은 침자리가 작고 복잡하여 잘 알기는 어렵지만, 예를 들어 귓밥은 머리에 해당하며 보통 귀걸이를 위하여 귀를 뚫는 자리는 눈에 해당한다. 따라서 귓밥을 함부로 뚫어서는 안된다. 예로부터 귓밥이 두툼하고 복스럽게 생겨야 좋다고 했는데, 단순한 눈요기를 위하여 귀를 뚫는 일은 재고해 봐야 한다.

    귀는 소리를 듣는 이외에도 많은 역할을 한다. 가장 잘 알려진 것이 몸의 평형 감각을 유지하는 일이다. 내 몸이 기울어져 있다거나 돌고 있다는 느낌은 귀의 작용을 통하여 알아내는 것이다. 그런데 평형 감각을 느끼는 귓속의 기관이 수평과 수직으로만 이루어져 있어서, 그 중간인 45° 회전시에는 별 도움이 되지 않는다. 그래서 다이빙이나 체조에서 앞뒤로 도는 회전보다는 45°로 비틀어 돌 때 더 많은 점수를 주는 것이다.

또한 귀는 신장의 기능과 밀접한 연관이 있다. 우리가 소리를 듣고 음을 분별할 수 있는 것은 바로 신 기능이 제대로 작동되기 때문이다. 신은 '정'精을 저장하는 곳이다. 한의학에서 정이란 정액을 포함하여 사람의 활동을 위한 근본적인 물질을 넓게 말하는 것이다. 이 정이 있어야 다른 모든 장기와 기관이 작동할 수 있다. 따라서 이 정이 부족하면 귀도 당연히 병이 생긴다. 소리가 잘 들리지 않거나, 농이 생기기도 하고, 이명이라고 하여 귀에서 소리가 나기도 한다. 신 기능이 귀의 작용에 근본적이기는 하나 이외에도 심장이나 간 등 오장육부가 모두 관련된다. 따라서 귓병도 귀만을 치료해서는 근본 치료가 되지 않는다. 그 대표적인 예가 이명이다.

이명은 귀에서 소리가 나는 것인데, 귀 자체에는 별다른 이상이 없는 경우가 많다. 소리가 크면서 계속 나는 사람도 있고 소리가 났다 안 났다 하는 사람도 있는데, 이런 증상은 주로 주위가 조용해지는 저녁에 더 심해진다. 소리도 여러 종류가 있어서 매미 우는 소리, 두드리는 소리, 파도 치는 소리, 바람소리 등 다양하다. 이런 소리가 나는 사람은 신 기능이 떨어져 그런 경우가 많다.

이외에도 기가 허약하거나 피가 부족해서 생기는 경우, 화를 많이 내거나 간에 열이 많아서 생기는 경우, 담이 많아 생기는 경우 등 다양하다. 서양 의학에서는 귀나 뇌에 이상이 없으면 신경성으로 분류하고 휴식과 안정 등을 권하기도 한다. 그러나 한 의학적으로는 위와 같이 그 원인을 나누어 치료한다. 이명은 그 렇게 쉽게 치료되는 병은 아니지만 원인에 따라 한방 치료를 꾸준히 하면서 섭생에 주의하면 대개는 호전된다.

귀에서 농이 나오면서 통증이 있고 열이 나며 심하면 경련 등 뇌 증상이 나타나는 경우가 있다. 한의학에서는 이농이라고 하며 서양 의학에서는 중이염이라고 하는데, 화농성인 경우는 잘 낫지 않는다. 심한 경우에는 수술을 해야 하나 안정성이나 치료 효과면에서 그렇게 만족스럽지는 않다. 만성인 경우에도 자각증이 덜하기는 하나 어지럽고 귀가 잘 들리지 않으면서 고통은 마찬가지이다. 만성일 때는 신 기능을 올리면서 농을 제거하는 치료 방법을 사용하면 효과가 좋다.

귀를 잘 관리하려면 항상 귀를 청결히 할 뿐만 아니라 마음을 안정시키고 기가 순조롭게 돌도록 해야 한다. 화를 많이 내면 귓병이 잘 걸린다. 또한 열은 귀에 병을 일으키는 요인이므로 뜨거운 음식(기름기처럼 열량이 많은 음식도 포함)이나 너무 더운 곳 등을 피한다. 귓구멍에 난 털은 굳이 자르거나 뽑을 필요가 없다. 이물의 침입을 막는 작용을 하므로 좋은 것이다.

갑자기 높은 곳에 오르거나 큰 소리가 나서 귀가 멍해질 때가 있다. 이럴 때는 입을 크게 벌려 줘서 고막이 다치지 않게 해야 한다. 침을 크게 삼키거나 하품을 하면 멍한 증상이 가라앉는다. 귀에 물이 들어가더라도 그냥 놔두면 자연스럽게 마른다. 오히려 물을 말린다고 자꾸 귀에 손을 대는 것이 더 나쁘다.

귀지는 열이 많은 사람에게 많다. 그냥 놔둬도 자연스럽게 밖으로 밀려나오지만 심하면 파 주는 것이 좋다. 다만 시원하다고 습관적으로 파는 것은 금물이다. 또한 귀지가 갈색으로 변하고 고막이나 귓속에 붙어 있을 때는 억지로 파내면 안된다. 가까운 이비인후과를 찾는 것이 좋다. 그리고 이런 증상이 자주 나타나면 열이 많은 경우이므로 원인에 따른 한방 치료를 해야 한다.

귀가 좋아지려면 매일 아침 일어나 마음을 안정시키고 손바닥으로 귀를 잘 문지른다. 횟수는 관계없이 자주, 많이 문질러 주면 좋다.

머리카락의 건강

보통 빗질이나 이발은 머리를 깨끗이 하고 아름답게 보이기 위해서 한다. 그러나 빗질이나 이발은 생각보다 건강에 훨씬 중요한 영향을 미친다.

머리를 빗으면 빗이 자연스럽게 머리에 있는 경혈을 자극하게 된다. 머리는 우리 몸에 흐르는 경락 중에 모든 양기가 모이는 곳이다. 말 그대로 모든 맥이 모인다는 백회혈도 머리의 정중앙에 있다. 백회혈은 중풍에서도 요긴하게 쓰이며 정신 질환이나 두통, 건망증, 시력 장애 등 신체의 상부에 있는 질환만이 아니라 치질, 탈항, 자궁탈출증 등 비뇨 생식기 질환에도 쓰이는 매우 중요한 혈이다. 백회혈 말고도 머리에는 수많은 중요한 혈이 있다. 그래서 우리가 머리를 빗으면 무슨 혈이 어디에 있는지는 몰라도 자연스럽게 이 혈들을 자극할 수 있다. 자신도 모르게 경락 자극 요법을 시행하는 것이다. 그러므로 머리를 자주 빗으면 건강에 도움이 된다.

머리를 빗을 때는 가능한 한 나무로 된 빗을 사용해야 한다. 옛날에 쓰던 참빗은 매우 좋은 빗인데 요즘은 찾아보기 힘들게 되었다. 참빗으로 머리를 빗으면 머리의 결을 고르게 해주고, 머리카락 사이에 있는 이물질도 제거하며 두피를 자극하기 때문에 가장 이상적인 빗이라고 할 수 있다. 플라스틱으로 된 빗은 정전기를 발생하여 건강에 좋지 않다.

또한 머리를 빗을 때는 머리카락만이 아니라 두피에까지 빗이 닿도록 하여 상쾌할 정도로까지 자극을 주어야 한다. 천천히 머리 전체에 걸쳐 골고루 두피까지 자극을 주면서 빗질을 하도록 한다.

이발도 건강에 중요하다. 이발을 하면 보기에 좋을 뿐만 아니라, 머리 속에 있던 오염물을 없애서 머리를 청결히 하고 두피의 신진 대사도 활발하게 한다.

옛날 우리의 선조들이 이발을 하지 않고 상투를 틀었던 것은 그 나름대로의 의미가 있다. 머리카락 역시 부모에게서 물려받은 것이므로 머리카락 한 가닥도 허투루 할 수 없다는 유교적인 규율도 있었지만, 건강상의 이유도 있었던 듯하다.

즉 머리를 자르지 않고 길러서 상투를 틂으로써, 우리 몸을 흐르는 기가 정상적인 흐름을 벗어나지 않도록 머리 꼭대기에서 묶어주는 것이다. 또 이 부위는 도교에서 말하는 니환궁이라는 매우 중요한 부위가 있는 곳이기도 하다. 따라서 머리카락이나 두피에는 다소 지장을 가져왔을 것으로 보이지만, 몸 전체의 조화를 위해서는 바람직한 방법의 하나였다고 할 수 있다.

그런데 요즘은 머리 꼭대기가 아니라 목에서 묶는다. 넥타이가 그것이다. 넥타이는 더 올라가야 할 기의 흐름을 방해할 뿐이다. 적어도 넥타이보다는 상투가 훨씬 의미가 있고 건강에도 좋은 것이다. 그런데도 요즘은 상투를 틀면 이상하게 보이고 넥타이를 하면 '자연스럽게' 보인다. 시대가 많이 변했다.

아무튼 상투를 틀지 않고 이발을 한 머리가 일반화된 지금에는, 가능하면 자주 단정하게 깎아서 머리의 건강에 도움을 줄 필요가 있다. 일부 계층에서 아이들의 머리를 길게 길러주어 없어진 것으로 알려진 이가 다시 생겼다는 보도가 있었는데, 이발이 얼마나 건강에 중요한지를 되새기게 한다.

머리는 최소한 일주일에 한 번 이상 감아야 한다. 반대로 너무 자주(하루에 두 번 이상) 감으면 있어야 할 기름기가 지나치게 제거되는 등 오히려 부작용이 생긴다. 머리를 감을 때 샴푸나 린스를 사용하면 일시적으로는 좋지만 장기간 사용은 금물이다. 비누를 대신 사용하는 것이 좋은데, 굳이 샴푸를 사용하려면 면저 비누로 머리를 잘 감은 뒤 한 번 정도만 샴푸를 쓰도록 한다 (맹물로 머리를 감는 방법 참조).

파마는 일년에 세 번 이상 하지 않는 것이 좋다. 모발과 두피 모두에 나쁜 영향을 준다. 그리고 염색은 원칙적으로 하지 않아야 한다. 나이에 따른 변색은 자연스러울 뿐만 아니라 머리가 변색되는 것은 머리카락의 문제가 아니고 우리 몸 전체의 건강과 관련이 있기 때문이다. 다시 말해서 몸을 치료할 문제이지 머리카락을 치료할 문제가 아닌 것이다.

한의학에서는 머리카락을 혈액과 관련 있는 것으로 본다. 곧 혈액에서 영양을 공급받기 때문에 혈기가 왕성한 젊은 때는 머리카락이 검고 광택이 있으면서 무성하지만, 나이가 들어 혈액의 공급이 원활하지 못하면 머리카락이 세어지고 잘 빠진다. 또한 머리카락은 우리의 장부 중에서 폐나 신 기능과 밀접한 관계가 있다. 신 기능이 약한 사람은 머리가 쉽게 셀 뿐 아니라 가늘어지면서 거칠다. 그래서 신 기능의 상태를 알아보려면 머리카락을 보라는 말도 있다. 또한 폐가 약하거나 병이 있는 사람은 아무리 머리에 공을 들여도 머리카락이 거칠고 윤기가 없다.

이처럼 머리카락은 단지 몸 밖에 나와 있는 부속품이 아니다. 그것은 우리 몸 내부의 오장육부와 긴밀한 관계를 맺고 있다. 그러므로 머리의 결을 아름답게 하려고 영양제를 바르거나, 이런저런 치장을 한다고 해서 해결될 문제는 아니다. 근원적으로 원인을 찾아 치료를 해야 하는 문제이다.

한의학에는 원인에 따라 머리카락을 잘 자라게 하거나(대머리 치료), 머리카락을 검고 윤택하게 만들거나, 비듬을 제거하고 가려움증을 없애는 다양한 방법이 있다. 다만 이는 그 원인과 체질을 정확하게 진단한 이후에 써야 한다. 미용을 위해서만은 아니나 건강하고 아름다운 머리를 원하는 사람은 무모하게 각종 미용제를 사용할 것이 아니라, 한의사에게 문의하고 근본 치료를 해야 할 것이다.

머리 자극과 맹물로 머리 감기

머리카락만이 아니라 머리를 좋게 하려면 머리에 적절한 자극을 계속 주어야 한다. 그 방법의 하나가 머리를 자주 빗어 주는 것이다. 『제병원후론』이라는 책에서는 "머리를 천 번 빗으면 머리가 세지 않는다"고 말하고 있다. 머리를 빗을 때는 반드시 나무로 된 빗이 가장 좋은데, 일상적으로 머리를 정돈하기 위해서가 아니라 뇌와 머리카락을 모두 건강하게 하려면 간단한 기공과 함께 손가락으로 자극을 주는 것이 좋다.

머리의 혈기를 잘 통하게 하고 뇌에 혈액 공급을 원활하게 하면 기억력도 좋아지고 어지럼증이나 건망증, 주의력 산만 등을 예방 내지 치료할 수 있으며 이명(귓소리)이나 중풍(뇌혈관 질환)도 막을 수 있다. 이 방법은 장시간 정신 노동을 한 후의 뇌력 감퇴를 보충해 주며 사고 능력이 떨어졌을 때도 좋다. 불면증이 있는 사람도 이 방법을 장시간 활용하면 눈에 띄게 불면증이 개선된다.

이 방법은 잠자리에 들기 전에 사용하는데,

(1) 조용한 곳에서 다리를 어깨 넓이로 벌리고 자연스럽게 선다. 온 몸에 힘을 빼고 눈을 감고 잡념을 없앤다. 가슴을 쭉 펴면서 숨을 들이마신다. 이 때 어깨를 함께 위로 약간 올리면 가슴이 더 확장될 수 있으므로 좋다. 충분히 숨을 들이쉬고 난 뒤 약간 쉬었다가(숨을 멈추었다가) 천천히 숨을 내쉬면서 어깨도 내린다. 이렇게 여덟 번을 반복한다.

(2) 열 손가락을 펴서 머리카락을 앞에서 뒤로 빗어 넘긴다. 마치 손가락을 빗처럼 사용하는 것인데, 머리카락만 쓸어 넘기지 말고 두피에 손가락이 닿도록 약간 힘을 주어 천천히 골고루 빗어야 한다. 이렇게 36회를 한다.

(3) 두 손바닥을 마주 대고 약 30회 정도 비비면 열이 난다. 뜨거워진 손바닥으로 이마, 눈, 코, 입 등 얼굴의 피부를 세수하듯이 위에서 아래로 36회 골고루 비벼 준다. 다만 이 방법들은 하루 이틀 해서 효과를 볼 수 있는 것은 아니다. 하루도 빼지 않고 꾸준히 시행해야 효과가 있다.

머리 감기도 머리에 자극을 주는 좋은 방법이다. 단 머리를

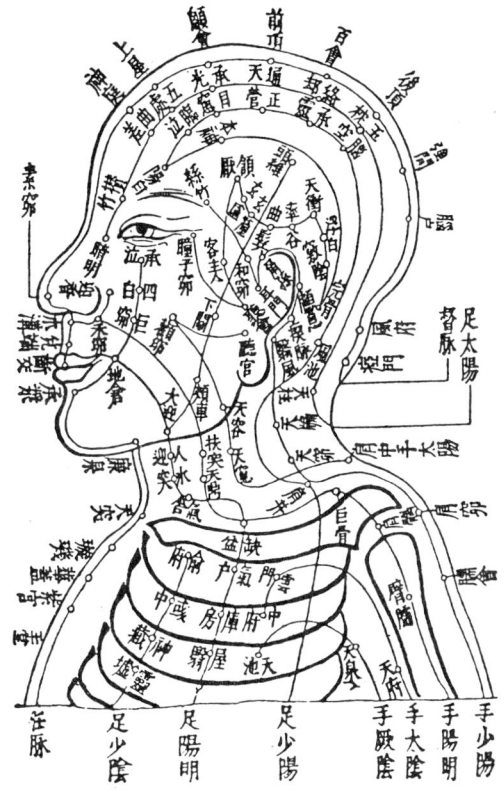

머리에는 이처럼 많은 경혈이 있다. 머리를 잘 다듬는 것은 건강을 위해 꼭 필요한 일이다. 풍지혈은 귀 뒤쪽에 있고 태양혈은 기혈奇穴 이어서 그림에는 나와 있지 않다. 장개빈 『유경도일』에서 발췌.

감을 때는 맹물로 감는 것이 좋다. 처음부터 비누나 샴푸를 사용하지 말고 먼저 위에서 말한 방법으로 마른 머리를 손가락으로 잘 빗는다. 물로 머리를 적시고 난 뒤 다시 안마를 하고 물로 헹군 뒤 세제를 쓰지 말고 다시 이 방법을 3회에서 5회까지 반복하면 건강에 좋을 뿐만 아니라, 세제를 쓰지 않아도 머리의 때가 잘 빠진다.

이렇게 맹물로 머리를 감고 나서도 기름기가 지나치게 많거나 더러운 물질이 남아 있으면 한번 정도만 세제를 사용하도록 한다. 물에는 강력한 세정 작용이 있다. 빨래를 할 때도 사실은 세제의 효과보다는 물의 효과가 더 큰 것을 간과하면 안된다(대개 물로만 때의 반 이상이 빠진다고 한다). 그러므로 맹물로 머리를 감는 방법은 머리에 적당한 자극을 주게 되므로 특히 머리가 거칠고 건조한 사람들에게 매우 바람직하다.

이외에도 머리를 자극하는 방법으로는 위의 세 가지 자극 방법과 함께 다음의 세 가지 방법이 더 있다.

(4) 가운뎃손가락으로 양쪽의 풍지혈을 10차례 안마한다. 풍지혈은 양손을 귀 뒤쪽으로 돌려보면 후두골 아래 머리카락이 나기 시작한 부위에 움푹 들어간 곳이 있는데, 잘 모르겠으면 움푹 들어간 곳을 넓게 안마해도 무방하다. 이 혈은 감기가 들어오려는 초기에 좀 강하게 눌러 주면 감기도 막을 수 있는 혈이다.

(5) 양손의 엄지손가락으로 태양혈을 동시에 안마한다. 태양

혈은 눈썹 바깥쪽 끝과 눈가 끝의 중간에서 뒤로 약간 떨어져 우묵하게 들어간 곳인데 이 주위를 넓게 안마해도 좋다. 안마할 때는 양손에 같은 정도로 너무 아프지 않게 힘을 주면서 처음에는 시계 방향으로 18번, 그 다음에는 시계 반대 방향으로 둥글게 18번 돌린다.

(6) 손바닥을 귀에 닿도록 두 손으로 귀를 잡고 손가락은 머리의 뒷부분을 가볍게 눌러 주면서 36회 눌러 준다.

위에 나열한 방법들을 모두 하기는 어려워도 적어도 첫번째에서 세번째까지의 방법과 머리 감기는 꼭 해보는 것이 좋다.

건강한 모발의 관리

보통 우리 몸에 난 털을 통틀어 모발이라고 하지만 각각 약간씩 다르다. 머리카락(髮)이 있고 눈썹(眉), 턱밑의 수염(鬚), 코밑의 수염(髭), 귀밑에서 턱밑까지 난 구레나룻(髯), 귀 앞에 난 털(鬢), 겨드랑이 털(腋毛), 생식기 주변의 털(陰毛) 등 나누자면 매우 많다. 그런데 이런 구별은 왜 생긴 것일까? 그냥 털(헤어)이라고 하면 간단하건만 굳이 이런 구분을 할 필요가 있는 것일까?

한의학에서는 털이 난 부위와 연관하여 그 털의 건강을 책임지는 오장육부가 각기 다르다고 본다. 우리 몸에 난 털을 통틀어 책임지고 있는 것은 혈과 기이다. 곧 혈기가 충만하면 모든 털이 건강하다는 말이다. 그런데 부위에 따라 각 털의 건강을 책임지는 장부가 다르기 때문에, 예를 들어 나이가 들어 수염은 희게 되었지만 머리카락과 눈썹은 검은 사람이 있으며, 반대로 머리는 희지만 수염은 검은 사람도 있다. 또 어떤 사람은 코밑의 수염은 잘 나지만 턱밑의 수염은 별로 없는 사람이 있고 반대의 사람도 있다. 구레나룻이 잘 발달한 사람이 있는가 하면 전혀 없는 사람도 있다.

이런 차이는 바로 각 부위마다의 털과 오장육부의 관계가 다르기 때문이다. 『황제내경』에서는 이를 좀더 자세히 나누고 있다. 예를 들어 족태양경(방광)의 혈기가 충만하면 눈썹이 길고 아름다우나, 혈만 많고 기가 부족하면 눈썹이 보기 싫다고 했다. 수양명경(대장)의 혈기가 충만하면 코밑 수염이 아름답고 혈기가 모두 적으면 수염이 없다고 한다. 왜 여자에게 수염이 없는지에 대한 설명도 있다. 곧 혈기가 왕성해야 털이 나는 법인데, 여자는 기는 많지만 월경 등으로 특히 입 주위의 혈이 부족하여 수염이 나지 못한다는 것이다.

결국 한의학에서는 우리 몸의 털이 오장육부와 긴밀한 관계가 있으며, 특히 혈과 기가 가장 중요한 요소라고 본다. 오장육부 중에서도 신腎이 중요하다. 머리카락은 날 때부터 있지만 그 밖의 털은 사춘기를 지나야 나는 사실만 보아도 신이 가장 중요한 역할을 하고 있음을 알 수 있다.

우리 몸의 털 중에서 역시 제일 문제가 되는 것은 머리카락이다. 머리카락이 거칠어지거나 희어지거나 빠지는 경우가 많다. 이런 경우에 각각의 원인은 다르지만 기본적으로는 기와 혈의 문제이며, 그 바탕에는 신 기능의 장애가 깔려 있는 것이다. 『황제내경』에서는 머리카락을 신腎이 주관한다고 하고 혈의 나머지가 모여 이루어진다고 했다. 따라서 머리카락이 거칠거나 잘 빠질 때는 혈을 위주로 하면서 신 기능을 보강해야 한다. 머리가 일찍 희게 되는 것도 유전적인 경향이 많지만 대개는 신 기능의 저하에 원인이 있다.

머리는 혈만이 아니라 기도 중요한 변수이다. 울분이나 화가 쌓여 풀지 못하면 머리카락이 들뜬다. 까치머리라는 것이 이것이다. 머리카락에 힘이 없고 가늘면서 늘어지는 것도 기력이 모자라서 그러한 것이다.

이외에 몸에 불필요한 열기와 습기가 많으면 기름기가 많아지면서 머리에 때가 잘 끼고 냄새도 나게 된다. 그러므로 지나친 육류 섭취를 피하고 마음을 가라앉히면 머리카락 건강에 도움이 된다. 또 자주 머리를 빗으면 모발만 아니라 전신 건강에도 좋다. 머리를 빗을 때는 머리 결에 거슬리지 않게 하며, 가능하면 끝이 뭉툭한 빗으로 두피까지 가벼운 자극을 주면서 빗도록 한다. 머리가 잘 빠진다고 빗질을 꺼리는 사람이 있는데, 이는 잘못된 생각이다. 적절한 자극이 계속 있어야 머리도 잘 자라게 된다.

미용을 위한 세수법

얼굴의 미용에 관심이 있는 때는 대개 사회가 안정되고 문화도 발전할 때라고 한다. 중국에서는 사회가 안정되면서 물자도 풍부해진 당나라 때에 이르러 미용에 관한 이론과 임상이 급속도로 발전했다고 한다.

현대로 오면서 사회가 복잡하게 분화하고 개인주의적인 경향이 강해지면서 위와 같은 경향은 그다지 맞지 않는 것도 같지만, 아무튼 오늘날에는 얼굴 미용에 매우 많은 관심과 비용이 지출되고 있다. 그리고 얼굴을 아름답게 하는 화장품 이외에도 새로운 얼굴로 만들어 내는 각종 성형 수술이 번창하고 있다. '아름다운 것은 영원한 기쁨'이라는 어떤 시인의 말도 있지만, 모든 면에서 전체적인 아름다움을 추구하는 것은 매우 바람직한 일이기도 하다.

그래서 예로부터 얼굴을 희게 하거나 주근깨, 기미, 여드름 등을 없애기 위한 노력이 여러 가지로 이루어져 왔다. 한의학에는 이런 미용 처방만 수천 가지가 넘는다.

불행히도 이런 우수한 처방들이 오늘날에는 별로 사용되지 않고 있는데, 이는 약을 만들거나 사용하기가 불편하여 점차 사라진 것이 아닌가 한다. 그러나 피부는 오장육부의 건강을 바탕으로 아름답다는 점에서, 앞으로는 한의학적인 내과 치료와 함께 한방 연고를 바르면 매우 좋은 효과가 있을 것으로 보인다. 자세한 내용은 각자의 체질이나 몸의 상태에 따라 다르므로 가까운 한의원에 문의하기 바라며, 여기에서는 얼굴 미용을 위한 일반적인 주의 사항만 다루기로 한다.

얼굴을 잘 관리하기 위해서는 세수를 자주 해야 한다. 청나라 때의 양생서인 『노노항언』에서는 아침에 일어나서 한번, 식후, 오후, 자기 전에 한번씩 세수를 하는 것이 좋다고 한다. 또한 세수를 할 때는 경수가 아닌 연수를 써야 피부가 부드러워진다. 세숫물 중 가장 좋은 것으로는 쌀을 씻고 난 뜨물을 최고로 친다. 쌀을 두 번 정도 씻고 나면 어느 정도 농약 등 이물질이 제거되므로 세 번 정도 씻은 뜨물로 세수를 하면 좋다.

물의 온도는 용도에 따라 다른데 다만 살얼음이 낄 정도의 너무 찬물은 좋지 않다. 기의 흐름을 막아 얼굴에 광택을 없애기 때문이다. 그렇지만 적당히 찬물은 피부의 혈관 수축과 이완을 가능하게 하며, 오랜 동안 찬물로 세수를 하면 추위에 견디게 하며 감기나 비염 등을 예방할 수 있다. 가장 바람직한 세수 방법은 세수할 때 온수와 찬물을 교대로 사용하는 것이다.

세수 후에는 좀 시간이 걸리기는 하지만 수건을 사용하지 않고 물기를 그대로 말리는 것이 좋다. 손바닥으로 가볍게 얼굴을 두드려 주면서 말리면 더욱 좋다. 비누는 향기가 너무 강하지 않은 약한 것으로 사용하고, 피부가 건조한 사람은 하루에 한번 정도만 사용하도록 한다.

살구씨 가루를 이용한 얼굴 마찰법

역대의 모든 양생서는 얼굴을 잘 관리하려면 얼굴을 자주 비벼 주어야 한다고 말한다. 도홍경의 『양성연명록』에는 "두 손을 비벼서 열을 낸 뒤 얼굴을 마찰하는데 위에서 아래로 한다. 이렇게 하면 나쁜 기운을 없애고 얼굴이 빛나게 된다"고 나와 있다. 또 손사막의 『천금익방』에는 이렇게 하면 얼굴의 기미나 주근깨 등이 없어지고, 추위도 이기며, 두통도 없애는 등 만병을 물리친다고 말한다. 다소 과장된 감이 없지는 않지만 어쨌든 얼굴 마찰법이 얼굴을 곱고 윤택하게 만드는 것만은 분명하다. 매일 아침 일어나서, 그리고 잠자기 바로 전에 한번씩 얼굴을 마찰한다. 마찰하는 방법은 다음과 같다.

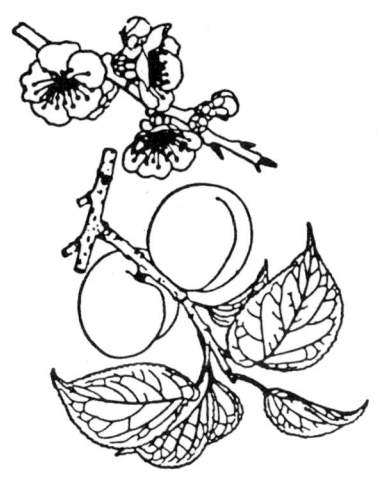

살구씨 : 살구씨의 성질은 따뜻하고 약간 독이 있다. 맛은 달면서도
쓰다.

두 손을 마찰하여 열을 낸 뒤 콧방울에서 콧등 양측을 따라
이마까지 위로 밀어 올린다. 그런 후에 이마에서부터 양측 볼을
타고 아래로 밀어 내린다. 이 동작을 50회 반복한다. 이렇게 하
여 얼굴이 약간 붉어지면서 열감을 느끼면 효과가 있는 것이다.

마찰할 때 눈이나 이마 등 주름이 생기기 쉬운 부위에는 살구
씨를 곱게 가루 내어 피마자 기름이나 글리세린 등에 개어 바르
면 좋다. 살구씨 가루는 어디서나 쉽게 구할 수 있다. 한마디로

말하기는 어렵지만 미용에 좋다는 화장품은 대개가 선전만큼의 효과는 없다. 그리고 수많은 화장품이 나오고 있지만 그 성분은 거의 차이가 없다고 할 만큼 비슷하다. 한두 가지의 독특한 성분을 더 첨가하기는 하지만 그 양도 극히 적을 뿐 아니라, 그 성분들이 과연 원하는 만큼의 효과를 내주는지도 의문이다. 이에 비해 위에서 말한 얼굴 마찰법과 살구씨 가루는 오랜 역사를 통하여 그 효과가 증명된 것이다. 많이 활용해 보기 바란다. 이외에도 토사자 가루나 복숭아씨 가루 역시 좋은 효과가 있다.

살구씨나 복숭아씨 가루로 한방 팩을 하기도 한다. 한방 팩을 하려면 위의 가루를 우유, 꿀, 요구르트 등에 개어서(얼굴에 발라 흘러내리지 않을 정도로) 얼굴에 골고루 바르고 그 위에 티슈를 한 장 덮고 한번 더 바른다. 30 분 정도 지나면 마르면서 굳어지는데 이 때 티슈를 떼어 내고 따뜻한 물로 헹군다. 매일 반복해도 좋다. 얼굴을 헹굴 때 쌀뜨물로 하면 더욱 좋다.

얼굴의 건강을 위한 증기 쏘이기

건강한 사람이라면 누구나 목욕을 하고 난 후 얼굴이 더 윤택해진 것을 경험한 적이 있을 것이다. 이는 목욕으로 안면의 때가 벗겨져서 그런 점도 있지만, 욕탕의 더운 열기와 김이 안면의 모공을 확대시켜 혈액 순환을 증가시켜서 얻어진 효과가 더 크다.

요즘은 증기로 얼굴만 마사지하는 기계도 있는데, 가장 좋기는 대야에 끓는 물을 4/5 정도 붓고 여기에 박하(건재상에서 구할 수 있다. 단 냄새를 맡아 보아 박하 특유의 향이 있어야 한다. 오래되어 별 냄새가 없는 것은 효과가 적다)를 10gm(한 주먹 정도) 넣은 뒤, 수면 가까이에 얼굴을 대어 그 증기를 쏘이는 방법이 있다. 물이 매우 뜨거우므로 직접 닿지 않게 주의해야 하며 증기를 쪼이는 시간은 5분 정도가 적당하다.

증기를 다 쏘이고 난 뒤에는 뜨거운 물에 적신 수건으로 얼굴을 골고루 마찰해 준다. 박하는 증기와 함께 얼굴의 모공에 막힌 여러 불순물들을 제거해 주고, 눈과 머리도 맑게 해주는 작용을 한다.

원래 박하는 풍열로 인한 여러 병을 치료하는 약인데 피부병에도 요긴하게 쓰인다. 특히 자기 전에 증기를 쏘이고, 앞서 말했던 방법대로 살구씨나 복숭아씨 가루로 한방 팩을 하고 자면 더 좋다. 가루를 갤 때는 얼굴이 건조하고 열이 없는 사람은 꿀로 하는 것이 좋고, 열이 있으면서 다소 지성인 피부를 가진 사람은 우유로 하는 것이 좋다. 피부가 건조해지는 겨울철일수록 이 증기 쏘이기는 매우 바람직한 방법이다. 이 때 화장품은 절대 사용하지 않는다.

얼굴의 건강을 위하여 해야 할 것도 많지만 피해야 할 것도 많다. 너무 추운 곳이나 햇빛에 오래 노출되면 나쁘다. 또 담배 연기는 얼굴이 가장 싫어하는 것 중의 하나이다. 담배를 피우면 폐를 상하여 폐가 주관하는 피부가 거칠어지므로 나쁘며, 피우지 않는다 해도 연기를 쏘이면 피부의 대사 활동에 장애가 오기 때문에 나쁘다. 또 담배 피우는 얼굴의 동작(빨고 내쉬는 동작)도 피부의 노화를 촉진한다. 술은 적은 양이면 좋으나 지나치면 역시 피부를 거칠게 하고 특히 모공을 크게 만든다. 심하면 딸기

코가 되기도 한다.

이 밖에 얼굴의 건강에 나쁜 동작을 모아 본다.

턱을 괴고 있거나, 코를 후비거나, 연필 등을 깨물거나, 하품을 자주 하거나, 실눈을 뜨고 있거나, 입술을 깨물고 있거나, 한쪽 눈썹만을 자주 올리거나, 휘파람을 불거나, 빨대로 음료를 먹거나, 눈살을 찌푸리거나 하는 동작들이 모두 얼굴에 나쁘다.

기미의 예방과 치료

기미는 과연 완전히 치료될 수 있는가. 불행히도 양한방을 막
론하고 아직까지 확실한 치료 방법은 별로 없는 듯하다. 화장품
같은 것으로 기미를 없앤다는 것은 단적으로 말해 불가능하다.
보통 기미 치료로 몇 개월, 심하면 1년 이상을 잡기도 한다. 치
료가 일시적으로 된다 해도 재발되는 경우가 많다. 치료가 어려
운 만큼 기미가 있는 사람은 여러 병원을 찾아다니게 되고 빨리
치료되기를 원한다. 그러나 그러다 보면 오히려 부작용만 생겨
서 흉한 얼굴이 되기도 한다. 여기에서 중요한 것은 기미가 끼었
다고 해서 얼굴만 들여다보고 있으면 안된다는 점이다. 원인을
찾아 근본적인 치료를 해야지 단순히 밖으로 드러난 얼굴의 기

미만을 생각해서는 안된다는 것이다.

기미의 원인으로 햇빛을 들기도 한다. 그러나 강한 햇빛을 장기간 쏘이면 기미가 잘 생기는 것은 사실이지만, 햇빛은 기미를 생기게 하는 조건이지 원인은 아니다. 모든 피부 질환과 마찬가지로 기미의 원인도 우리 몸의 내부에 있다.

한의학적으로 기미는 간반肝癍증에 해당하는데 근본적인 원인은 위胃의 열로 본다. 위의 열을 근간으로 하여 여기에 어혈이 있으면 기미가 끼게 되는 것이다. 임신이나 생리, 폐경, 여성 생식기 질환 등이 모두 어혈을 유발하는데 이때 기미가 생기거나 더 심해질 수 있다. 따라서 기미의 치료는 위의 열을 내리면서 어혈을 풀어 주는 방향에서 이루어지게 된다.

그러면 기미는 언제 잘 생기는가. 일반적으로 과다하게 햇빛에 노출되면 기미가 잘 생긴다. 특히 봄이나 여름에 갑작스러운 노출이 더 위험하다. 실내에서만 생활하던 사람이 해변가를 간다든지 할 때는 주의해야 한다.

또 피임약을 복용하면 호르몬 균형의 파괴로 기미가 생긴다. 피임약이란 쉽게 말하면 거짓으로 임신이 된 상태를 계속 유지시켜 줌으로써 더 이상의 임신을 막는 약이다. 따라서 피임약은 거의 대부분의 경우에 기미를 유발한다.

스트레스 역시 기미를 만든다. 스트레스란 우유부단하거나 어쩔 수 없는 조건 때문에 결단을 내리지 못하여 원하지 않는 일을 하거나 하고자 하는 일을 못할 경우에 생긴다. 이 스트레스는 간과 담을 상하게 한다. 간이 상하면 간의 혈액의 저장이나 기타 대사 역할에 장애가 와서 기미가 생긴다. 기미를 간반이라고 부른 이유가 바로 여기에 있다.

이 밖에 운동을 하고 난 뒤나 술을 마셔 얼굴에 열이 있을 때 갑자기 찬물로 세수를 하면 기미가 생기기 쉽다. 화장품의 남용도 기미를 유발한다. 특히 외제 화장품은 우리의 몸에 잘 맞지 않는 경우가 많으므로 주의해야 한다. 생리 전후에 찬 음식을 먹거나 몸을 차게 해도 어혈이 쉽게 생기므로 조심해야 한다.

음식은 담백한 음식이 좋으며 자극성이 강한 음식은 피한다. 비타민 C는 기미를 흐리게 하는 효과가 있다. 약쑥 어린잎 10g에 약 500-600cc의 물(두 컵 반 정도)을 붓고 10분 동안 달여 차로 마시면 좋다.

여드름은 왜 생기는가

여드름은 한의학에서는 폐풍분자肺風粉刺라고 한다. 이는 폐라는 경락에 문제가 생겨서, 마치 식물의 꽃가루 같은 것이 뾰족하게 나온다고 하여 붙여진 이름이다. 여드름은 젊음의 상징이기도 하지만 한창 젊은 나이의 당사자로서는 달가운 일이 아니다. 더욱이 나이가 좀 들어서까지 여드름이 계속 난다면 문제는 달라진다.

보통 여드름은 세균(화농균)에 의해 일어난다고 한다. 그런데 잘 관찰해 보면 세균은 분명 얼굴 전체에 있는 것일 터인데도, 유독 사람에 따라 특정하게 잘 나는 부위가 있는 것을 알 수 있다. 이는 여드름이 혈기 왕성한 젊은 사람의 자연스러운 현상이기도 하지만, 그 사람의 몸 상태에 따라서 많이 생기거나 적게 생기게 된다는 것을 말하며, 몸의 상태에 따라 여드름이 나는 부위도 달라질 수밖에 없다는 말이 된다.

예로 여드름이 이마에 주로 나면 심장의 열로 볼 수 있으며, 코 주위에 많이 나면 비위 계통의 문제를 생각할 수 있다. 또 뺨 주위로 많이 나면 폐나 대장, 간 등의 문제를 고려해야 한다. 따라서 여드름 치료는 단순한 피부 문제로 보아 넘기면 안된다.

또한 사상 의학의 네 가지 체질에 따라서도 치료를 할 수도 있다. 예로 태음인이라면 간경의 열이 제일 큰 문제이므로 이 열을 조절해 주면 되는 것이다.

서양 의학에서도 이마의 여드름은 대개 호르몬 조절의 이상에서 그 원인을 찾는다. 그리고 입술 주위는 비타민, 특히 비타민 A의 부족, 뺨에 많이 나는 여드름은 위장이나 간기능 장애, 변비, 스트레스 등에 의한 것이다. 그리고 턱에 많이 나는 여드름은 칼슘의 부족이나 빈혈을 고려하고 있다. 따라서 여드름 치료제라고 선전하는 약을 무턱대고 사용하기보다는 전문가인 한의사나 피부과 의사와 상의하여 치료해야 한다. 물론 이런 치료에는 환자 본인의 노력도 곁들여야 효과적이게 된다. 일시적으로 치료가 되어도 식생활이 나쁘면 다시 재발한다.

먼저 아이스크림이나 초콜릿, 청량 음료 등을 금지해야 하며 돼지고기나 라면, 햄버거, 피자 등 기름진 음식을 피해야 한다.

과식도 나쁘다. 대신 음식을 늘 담백하게 먹고 특히 해조류, 즉 김이나 미역, 다시마를 늘 상복하는 것이 좋다. 커피도 피부에 나쁜 영향을 주므로 대신 녹차 종류를 마시는 것이 좋다. 피부에는 일반적으로 율무가 좋으므로 율무차를 마시는 것도 좋다. 태음인이라면 더할 나위 없이 율무가 좋다. 얼굴은 늘 청결하게 해야 하지만 화장은 가능한 한 피해야 한다. 성인은 술을 금해야 한다.

민간 요법으로는 살구씨 서너 개를 잘 으깨어 달걀 흰자에 개어서 한방 팩으로 하면 좋다. 매일 아침저녁으로 연뿌리를 갈아 즙을 내어 마셔도 좋다. 연뿌리는 어혈을 없애 주는 역할을 하므로 피부만이 아니라 여기저기에 좋은 음식이다. 매일 연근 서너 개씩 날것을 양조 식초에 찍어 먹거나, 날로 먹기가 나쁘면 밥에 쪄서 식초에 찍어 먹어도 좋다. 머리도 좋아진다. 그 밖에 고구마즙을 내어 얼굴에 바르면 피부도 촉촉해지고 여드름에도 좋은 효과가 있다. 즙을 내기가 어려우면 고구마를 곱게 다져서 얼굴에 골고루 붙여도 좋다. 이상의 방법은 별로 어렵지 않은 것이므로 꼭 해보기를 권한다.

목의 건강

많은 사람들이 잠을 잘 못자고 나서 뒷목이 뻣뻣해진 경험이 있을 것이다. 대개는 가벼운 운동이나 활동으로 풀리는데, 이렇게 목이 뻣뻣해지면서 전후 좌우로 돌리기 어려운 증상을 항강이라고 한다. 항강 증상은 매우 다양한 경우에 나타난다. 갑자기 목을 무리하게 돌리다가도 항강이 나타날 수 있고, 감기가 걸려도 뒷목이 뻣뻣해지며 열이 나면서 땀을 많이 흘려도 항강이 나타난다. 물론 고혈압이나 저혈압에서도 항강이 나타난다.

일상 생활에서 항강을 막으려면 운동 전후에 목을 충분히 움직여 주고, 잠을 잘 때는 너무 푹신한 베개를 피하는 것이 좋다. 베개가 너무 푹신하면 목을 받쳐주는 힘이 약하여 항강이 잘 일어난다. 여기에 착안하여 일본의 어느 학자는 아예 나무로 만든 목침을 베도록 권하기도 하는데, 이는 머리에 지나친 자극을 주어 별로 바람직하지 않다. 또 처음 목침을 베는 사람은 너무 긴장하여 목침 때문에 항강이 나타나는 수도 있다.

가장 좋은 베개의 소재는 메밀 껍질이다. 베개에 메밀 껍질을 너무 꽉 채우지 말고 적당한 양을 넣어 베면 알맞은 탄력과 자극을 주면서 습도와 통풍도 조절하므로 좋다. 솜으로 만든 베개는 안락감은 있지만 모든 면에서 메밀 껍질로 만든 베개보다 떨어진다. 솜으로 만든 베개는 너무 푹신한 것보다는 충분한 탄력을 갖는 베개를 골라야 한다.

베개의 높이는 모로 누웠을 때 어깨와 같은 높이면 된다. 대개 모로 누워 베개를 베어 머리가 아래로 처지지 않는 정도면 좋다.

『동의보감』에는 신침神枕을 소개하고 있다. 이는 베기만 해도 신선이 된다는 베개인데, 5월 5일이나 7월 7일에 깊은 산에서 자라는 잣나무로 만들고 거기에 32가지의 약물을 원칙에 따라 배합하여 만든다고 되어 있다. 정말 이 베개만 베면 신선이 될 수 있는지는 모르나 오늘날에는 이대로 만들기가 어렵다. 혹 시중에 신침이라고 판매하는 것은 그 원리나 만드는 방법이 이 신침과는 다른 것이다.

신침을 벨 수는 없지만 평상시의 자세를 정확히 하여 최소한

병을 막을 수는 있다. 특히 한 가지 작업에 몰두할 때에는 목의
자세에 신경을 써야 한다. 그중에서도 침대나 소파에 비스듬히
누워 오랜 시간 텔레비전을 보는 것은 매우 나쁘다. 이 때는 목
만이 아니라 눈이나 심장, 호흡기 계통, 허리 등이 모두 나쁜 영
향을 받는다. 여기에다 텔레비전에서 나오는 전자파를 온몸으로
받아들이게 되어 그 피해가 더욱 크다. 컴퓨터 작업이나 운전 등
긴장을 하면서 한곳에 몰두해야 하는 사람에게도 항강이 잘 나
타난다. 수시로 몸을 풀어 주어 항강을 예방하는 것이 좋다.

때로 바다나 강가에서 낚시를 하고 나서 항강이 나타나기도
한다. 이는 지나친 습기를 쏘여서 항강이 된 것이다.『황제내경』
에서는 항강의 원인으로 주로 습기를 들고 있는데 바로 이런 경
우를 두고 말한 것이다. 이외에도 풍(바람)이나 찬 기운 등도 항
강의 주요한 원인이 된다.

목은 한의학에서 볼 때 방광경이라는 경락에 속한 곳이다. 따
라서 그 원인이 다양하다고 해도 결국은 이 방광경만 잘 다스리
면 된다. 목 디스크라는 병도 한의학에서는 항강으로 인식하고
침이나 약으로 방광경을 다스려 치료한다. 실제 대부분의 목 디
스크는 특별한 물리 치료나 수술 없이 한의학적인 방법에 의해
치료가 가능하다.

항강이 가장 문제되는 것은 중풍의 경우이다. 평소 기름진 음
식을 좋아하고 성격도 활발하면서 때로 화를 잘 내는 사람이, 뒷

목이 자주 땡기면서 뻣뻣해지면 중풍을 의심해 보는 것이 좋다. 특히 항강이 있으면서 귀의 뒷쪽이 아프거나 손가락이 저리거나 힘이 갑자기 없어져서 물건을 떨어뜨리거나, 오른쪽이나 왼쪽 어느 한쪽으로 몸에 이상이 오면 몸에 다른 이상이 없어도 진찰을 받아 보는 것이 좋다. 이 때는 단순히 목에 이상이 있어서 항강이 오는 것이 아니기 때문이다.

위에서 본 것처럼 일상 생활에서 항강을 예방하려면 편안한 수면 자세와 올바른 베개의 선택, 텔레비전 시청이나 장시간 운전 금지, 작업 중 바른 자세의 유지 및 적절한 휴식과 가벼운 운동이 필요하다. 그러나 항강은 중풍이나 때로 척추가 곧지 못하여 오는 경우도 있으므로, 가볍게 생각하지 말고 증상이 하루 이상 계속된다면 진찰을 받는 것이 좋다.

가슴의 건강

가슴에는 호흡기와 심장이 위치하고 있으며 모든 음식물이 가슴 부위를 지나 위로 간다. 따라서 나쁜 기운이 가슴에 침범하게 되면 흉(凶)한 징조가 나타나기 때문에 가슴을 흉胸이라고 한다.

가슴에 주로 나타나는 병증은 심장이나 비위와 관계된 것이 많고, 폐렴이나 늑막염 등이 있을 때도 가슴이 아프게 된다. 심장의 병과 비위의 병은 모두 가슴이 아프다는 식으로 표현되지만 그 원인은 다르다. 특히 위완통이라고 하는 것은 비위 계통에 문제가 생겨서 주로 명치끝이 아픈 증상인데, 가슴이 답답하고 심장 근처에서 통증도 느껴져서 심장병과 혼돈하기 쉽다.

한의학에서는 심장병을 아홉 가지로 나눈다. 여기에 다른 장기와 연관되어 일어나는 심장병을 여섯 가지로 나누고, 가슴과 배가 함께 아픈 경우, 정신적 요소로 일어나는 경우를 합하여 모두 17가지로 나눈다. 위완통은 크게 세 가지로 나누어 치료한다. 이렇게 가슴이 아프다고 할 때 각 경우마다 원인은 다양하지만, 일상 생활을 해 나가면서 조심해야 할 것은 음식과 정신적 요소이다.

너무 뜨겁거나 찬 음식, 기름기가 많거나 맛이 진한 음식, 지나치게 맵고 짠 음식 등이 모두 나쁘다. 음식은 항상 담백하여 맛이 없는 듯한 음식을 먹어야 한다. 혹 고기 종류는 무조건 좋지 않다고 생각하기도 하는데 반드시 그런 것은 아니다. 자신의 체질에 따라 적절한 고기류를 섭취하는 것이 바람직하다. 쇠고기는 태음인만이 아니라 모든 체질의 사람에게 좋고, 소음인이면 닭고기, 소양인이면 돼지고기가 잘 맞는 고기이다.

여기에서 체질 감별이 어려운 문제이다. 태음인에 쇠고기가 좋고 하는 식의 이야기는 어디까지나 이제마 선생의 사상 의학에서 구별한 내용이다. 그러므로 이제마 선생의 사상 의학에 입각하지 않은 체질 감별과 그에 따른 음식의 구별은 아직까지 의학적으로 타당성이 밝혀진 바 없다. 따라서 사상 의학에 의한 체질 감별과 그에 따른 음식의 구별에 따라야 정확하다.

어떤 감정이 격렬하게 느껴질 때 "가슴에 사무친다"는 표현을 하는데, 이는 가슴이 단순히 내부 장기를 보호하는 데 그치지 않고 우리의 정서를 드러내는 한 기관도 됨을 보여주는 것이다. 가슴에 영향을 미치는 정신적 요소란 희노애락 등 인간이 느끼는 일곱 가지 감정을 말하는데, 각 감정마다 병을 일으키는 길이 다르다.

예를 들어 너무 기뻐하면 기가 흩어져 버려 정신을 한곳에 모을 수 없고, 어떤 한 생각에만 골똘하면 기가 맺혀 소화 장애가 온다. 너무 슬퍼하면 기가 다 소모되어 버려 마치 가슴이 무너지는 듯한 느낌이 온다. 어떤 사람은 항상 웃고 기뻐하라고 했지만 기쁨도 지나치면 병이 된다. 이처럼 지나친 감정의 변화는 우리 몸 전체에 나쁜 영향을 주지만 심장에 가장 많은 해를 끼친다. 특히 화를 자주 내면 기가 거꾸로 올라가 머리까지 화가 미친다. 따라서 지나친 감정을 자제하고 항상 고요한 마음을 유지하는 것이 가장 좋은 길이다.

그러나 사회 생활을 해 나가면서 항상 고요히 마음을 가다듬는다는 것은 매우 어렵다. 화가 날 때는 유교에서 하는 것처럼 예절이 아닌 것은 보지도 말고 듣지도 않는 식으로 대처하는 것이 좋다. 아니면 화가 날 때마다 좋은 음악을 듣는다든지 그림이나 글씨, 물고기나 자연을 바라보는 것도 좋다. 가벼운 산책을 하는 것도 화를 진정시키는 데 도움이 된다.

한편 가슴은 항상 시원하게 해야 한다. 특히 심장은 열을 싫어한다. 물론 찬 기운이 심장을 침범하여 병을 일으키는 경우도 있지만, 대체로 심장이 있는 가슴은 늘 시원하게 하는 것이 좋다. 어린아이의 경우는 더욱 그러하다. 잘 때 이불을 가슴까지 꼭 덮어 주는 것은 방안이 매우 추울 때가 아니면 좋지 않다. 배는 꼭 덮어 주되 가슴은 약간 열어 놓아 서늘하게 해준다.

한편 심장병이 오래 되어 가슴이 아픈 사람은 늘 차를 마시는 것이 좋다. 차는 그냥 마셔도 좋고 마실 때 식초를 한두 방울 떨어뜨려 함께 복용하면 더욱 좋다.

젖의 건강

젖은 남자에게는 거의 발달되어 있지 않고 여자에게만 발달
되어 있다. 한의학에서는 이를 남자는 양에 속하고 여자는 음에
속하기 때문으로 본다. 다시 말하자면 남자는 양이어서 양이 극
도로 발달하면 위에서 아래로 내려가기 때문에, 위에 있는 젖은
작고 아래로는 음경이 밖으로 내려온다고 본다. 그리고 여자는
이와 정반대이기 때문에 유방은 크고 아래로는 음문이 안으로
수축되어 있다고 보는 것이다. 서양 의학으로 말하자면 남녀의
성 호르몬 차이로 말하겠지만, 결국에는 마찬가지의 이야기가
된다.

이는 동양의 철학적 배경이 서양과 다른 데서 오는 것으로,

동양에서는 다소 추상적이어서 구체적인 세부에 대해서는 부족할 수 있으나, 반대로 추상적이기 때문에 좀더 넓은 내용을 포함할 수 있는 큰그릇을 형성하고 있다고 볼 수 있다. 또한 이를 기초로 한 한의학의 치료 방법은 인체라는 유기체를 하나로 보고 그 전체의 균형과 조화를 추구하는 것이기 때문에, 동양의 철학적 바탕 없이는 올바른 치료를 할 수 없다.

다소 복잡한 이야기가 될지 모르겠지만 젖이 어떻게 나오게 되는지 알아보기로 하자.

젖가슴은 유방과 유두로 이루어져 있는데, 유방은 양명경에 속하고 유두는 궐음경에 속한다. 양명경이란 음식물의 소화를 비롯하여 모든 영양 물질을 만들어 내는 경락으로, 오행으로 말하면 중앙 토에 해당한다. 이에 비해 궐음경은 간에 해당하는 것으로 밖으로 뻗어 자라나는 기운을 담당하고 오행으로 말하자면 목에 해당하는 경락이다.

이를 다시 오행의 관계로 말하면 목은 토를 억제하는 힘이 있어서 유방과 유두의 관계는 서로를 제약하면서도 서로가 없이는 제대로 작용할 수 없는 관계가 된다. 곧 유방이 젖을 만드는 근원이 된다면 유두는 젖을 밖으로 나오게 하는 힘이 되며, 유방과 유두는 서로를 제약하면서도 서로에 의지하여 젖을 분비하게 하는 것이다.

이와 같이 한의학에서는 매우 오래 전부터 이런 관계를 설명

해 왔다. 서양 의학에서도 근대에 와서 옥시토신과 아드레날린
이라는 호르몬의 유즙 분비와 억제의 상호 관계를 알게 되었다.
다만 한의학에서는 음양과 오행이라는 논리를 통하여 단순히 젖
이 아니라 인체 내부 장기의 문제를 포함해서 젖의 질병을 보며,
치료 역시 젖이 아니라 인체의 전반적인 균형과 조화를 목적으
로 하는 데에 큰 차이가 있다.

한편 남자가 젖이 나오지 않는 이유는, 남자는 양명경의 거점
이 유방이 아니라 음경에 있기 때문이다. 그러나 남자에게도 젖
은 매우 중요한 곳이다. 남자의 젖은 기혈이 모이고 흩어지는 곳
이면서 비위의 작용도 이 젖을 무대로 하여 이루어진다. 따라서
남자 역시 젖의 질환이 있을 수 있고, 질환이 있을 경우 오히려
여성의 경우보다 훨씬 위험하게 된다.

산후에 젖이 나오지 않는 이유는 기혈이 너무 왕성하거나 거
꾸로 너무 모자라는 경우의 두 가지가 있다. 그러나 요즘에는 오
히려 산후 항생제의 남용이 젖을 말리는 주요 원인이 되고 있다.
옛날과는 달리 거의 모든 여성들이 병원에서 아이를 낳고 각 병
원에서는 거의 예외 없이 산후에 항생제를 투여하고 있다. 또한
산후에 곧바로 아이를 산모로부터 떼어 놓아 초유를 먹일 기회
를 놓치게 하는데, 이런 이유가 산후에 젖을 부족하게 하는 결정
적인 이유이다.

분유나 우유가 어린아이에게 얼마나 해로운가 하고 물으면,

오히려 묻는 사람을 정신이상자로 볼지 모르겠지만 이는 이제 명백한 사실로 밝혀지고 있다. 우유가 소아 당뇨나 빈혈의 주요 원인이 될 수 있다는 서양 의학의 최근 발표는 너무 늦은 감은 있으나 두 손을 들고 환영할 일이다.

한의학에서 볼 때 비록 우유가 모든 동물의 젖 중에서 가장 좋은 것이지만 기본적으로 우유는 찬 약으로 본다. 그래서 『본초강목』에 따르면 몸 안에 열이 나면서 답답하고 갈증이 날 때 우유는 치료약으로 사용된다. 그리고 우유는 너무 차거나 뜨겁게 먹어도 나쁜 것으로 본다. 일부 미국식 육아법을 받아들이는 사람들은 위장에 좋다며 우유를 차게 냉장고에 넣었다가 아이에게 먹이라고 하는데, 이는 병도 큰 병을 주는 셈이다. 모든 약이 그렇지만 음식은 더군다나 찬 것을 오래 장복하면 몸이 차지면서 여러 가지 질병이 발생한다.

이에 반해 사람의 젖은 그 성질이 차지도 않고 덥지도 않고 딱 알맞게 평온하다. 또한 아무런 독이 없어서 오장을 보호하고 피부와 모발을 기름지게 하며 몸을 살찌게 한다. 그 어떤 젖도 사람의 젖을 따라올 수는 없다. 젖이 잘 나오지 않으면 젖을 나오지 않는 원인을 살펴서 치료해야 하는 문제이지, 곧바로 아이에게 우유를 물리는 우를 범해서는 안된다.

젖과 관련된 질환은 매우 다양하고 많지만 기본적으로는 기혈의 조절이 가장 중요한 것이다. 화를 자주 내거나 감정을 억누

른 채로 오래 있거나 너무 기름진 음식을 많이 먹어도 병이 발생
하므로 일상 생활에서 늘 조심해야 한다. 특히 남자의 젖에 관한
질환은 주로 간과 신의 문제로 발생한다. 대부분 지나친 스트레
스와 과다한 성 생활은 남자 유방 질환의 근본 원인이 되므로
유의할 일이다.

겨드랑이의 건강

겨드랑이가 주로 문제되는 것은 아마도 심한 냄새 때문일 것이다. 흔히 암내라고 하여 여름이면 더 극성을 부리는데, 인체의 신진 대사가 왕성한 청년기에 더욱 심하고 나이가 들어가면서 점차 줄어든다. 약간의 냄새는 누구에게나 있는 것으로, 은은히 풍기는 액취(겨드랑이 냄새)는 그 사람의 독특한 신호로써 사람마다 다 다르다. 이는 음식이나 인종 등에 따라서도 다른데, 육식을 많이 하거나 진한 맛을 내는 음식을 많이 먹을수록 냄새가 더 심하다.

그러나 적당한 냄새는 자연스러운 것일 뿐만 아니라 건강의 상징이기노 하다. 다만 냄새가 너무 심하여 다른 사람에게 실례를 할 정도의 액취가 문제로 된다. 액취를 없애기 위하여 많은 노력을 하다가 마지막에는 땀샘을 제거하는 수술을 받기도 하는데 이는 최악의 선택일 뿐이다. 우리 몸에 땀샘이 밀집해 있는 부위는 모두 온도나 습기 조절에 중요한 곳이다. 머리가 그러하고 생식기 부위가 그러하다. 그러므로 단순히 냄새 때문에 이 역할을 없애 버린다는 것은 올바른 치료법이 아니다. 더욱이 암내의 근본 원인은 겨드랑이에 있는 것이 아니라 몸 안에 있기 때문이다.

또한 외관상의 이유로 겨드랑이 털을 깎거나 심지어 뽑는 사람도 있는데 건강을 위해서는 백번 해로운 일이다.

한의학에서는 예로부터 암내를 액기(겨드랑이 냄새), 호취(여우 냄새) 등으로 불러 왔다. 암내의 원인은 대개 여러 원인에 의해 습열이 쌓이거나 기와 혈의 운행이 조화롭지 못하여 나타난다. 한편 명나라 때의 한의학 서적인 『외과정종』에서는 유전에 의한 것임을 말하였다.

체질에 따라 본다면 태음인은 간경의 열로 인한 것이고, 소양인은 비경의 열 때문에 그러하며, 소음인은 신경의 열 때문에 냄새가 심해진다. 따라서 치료는 습열을 없애는 한약을 내복하면서 외용으로 한방 연고 등을 바르는 것이 좋은데, 간단한 민간 요법으로는 생강즙을 내어 바르는 방법도 있다. 생강을 곱게 다져서 그대로 부쳐도 좋다. 심하지 않은 경우는 이것만으로도 효과가 있다.

암내를 예방하려면 늘 겨드랑이를 깨끗이 하고 맵고 짠 자극성 음식을 피하며, 특히 청량 음료는 절대 금물이다.

그 밖에 냄새를 없애기 위한 탈취제나 향수는 오히려 해가 되므로 사용하지 않도록 한다.

겨드랑이 털과 음모의 관리

우리 몸에는 여러 가지 털이 있는데, 사춘기가 지나면서 생기는 털이 바로 겨드랑이 털과 음모이다. 겨드랑이나 음부에 나는 털도 다른 털과 마찬가지로 그 부위를 보호하고 습기와 열을 조절하는 역할을 한다. 특히 겨드랑이는 온도 조절에 중요한 곳이다. 체온을 잴 때 겨드랑이의 열을 재는 것은, 이곳이 체온의 유지나 변화에 기준이 될 수 있는 곳이기 때문이다.

겨드랑이는 경락으로 보면 수소음심경과 수궐음심포경과 연관이 있다. 이들 경락은 심장 및 그와 연관된 기능을 맡고 있어서 특히 체온과는 밀접한 관계가 있다. 따라서 겨드랑이는 운동 등의 활동으로 열이 나며, 땀이 잘 나와서 촉촉해지며, 휴식을 취하면 곧 마르는 것이 정상이다. 이에 따라 겨드랑이에서는 미약하지만 그 사람 특유의 냄새가 나기 마련이다. 이런 냄새는 매우 건강하다는 표현이며, 오히려 아무 냄새가 없다면 겨드랑이의 역할에 이상이 있다는 말이 된다.

이런 겨드랑이의 역할을 돕고 또 보호하는 것이 겨드랑이 털이다. 그러므로 겨드랑이 털은 없어서는 안되는 중요한 부분이다. 미용을 위하여 간혹 이 털을 뽑거나 밀어 버리는 일이 있는데, 이는 건강을 위해서는 해로운 일이다.

겨드랑이 털을 없애려는 데는 요즘의 잘못된 미 의식도 한몫을 하고 있다. 성인이 된 남자나 여자는 당연히 겨드랑이 털이 나기 마련이고, 이는 그 사람이 건강하게 자라고 있다는 표현이다. 그리고 오히려 나이가 들었어도 겨드랑이 털이 없으면 성장이 미숙하거나 몸의 어딘가에 병이 있다는 말이다. 그러므로 이런 미숙함이나 병적 상태를 아름답다고 느끼는 우리의 미의식에 문제가 있는 것이다. 물론 아름답다는 것은 시대를 두고 변하는 것이며, 또한 매우 개인적인 체험이기도 하기 때문에 어느 것이 옳다 그르다고 정하기는 어려운 일이다. 그렇지만 건강한 아름다움을 위해서는 겨드랑이 털을 보호해야 한다.

음모의 역할도 겨드랑이 털과 마찬가지이다. 음모는 남자의 경우 사춘기 때 처음 나는데, 부드러운 직모가 음경이나 음부 주위에 느믄드믄 나다가 점차 색이 짙어지면서 구불구불한 털이 음부 전체에 치밀하게 난다. 모양은 대개 역삼각형인데 이것이 더 자라면 배꼽이나 항문 근처에까지 나게 된다. 여자도 이와 비슷하며 성인은 거의 역삼각형을 이룬다. 대개 음모가 먼저 나고 겨드랑이 털은 그 뒤에 난다. 그러므로 음모와 겨드랑이 털은 2차 성징이 잘 나타나고 있다는 표현이며, 성만이 아니라 건강의 상징이기도 하다.

서양 의학으로 말하자면 뇌하수체나 갑상선, 성 호르몬 기능의 이상으로 음모가 변색되거나 빠지기도 한다. 이를 한의학에서는 신 기능의 이상으로 총괄하여 보는데, 특히 음모는 간이나 담(경락)과도 깊은 연관이 있다. 보통 음모는 곱슬형이면서 윤기가 있고 부드러워야 한다. 그런데 화를 자주 내거나 가슴에 풀리지 않는 울분이 쌓여 있으면 음모가 뻣뻣하면서 거칠어진다. 음모에도 우리 몸과 마음의 상태가 반영되는 것이다.

무모증은 특히 여성의 큰 고민 거리인데, 성적 발육이 부족하여 그런 경우도 있고 생리나 다른 기능에는 아무 이상이 없으면서도 무모증인 경우도 있다. 이럴 때 음모를 이식하기도 하는데, 시간이 걸리더라도 한의학적인 종합 진찰을 통하여 원인 치료를 하는 것이 바람직하다.

무모증과 연관된 여러 속설이 있지만 대부분 근거가 없다. 무모증은 팔자와 연관된 것도 아니고 오직 신체의 건강과 관련된 문제일 뿐이기 때문이다.

등의 건강

등은 얼핏 보아 건강과 큰 관계가 없어 보인다. 신체의 다른 부위에 비해 그다지 복잡하지도 않고 눈에도 보이지 않아 관심이 적게 가기 마련이다. 그러나 등에는 방광경과 독맥이라는 중요한 경락이 흐르는 곳이다. 방광경은 침 놓는 자리가 66개로 모든 경락 중에서 가장 많고, 머리끝에서 등을 타고 발끝까지 연결되어 있어서 몸 전체를 다스리는 경락이다. 이 방광경에는 오장육부의 병을 치료할 수 있는 중요한 침자리가 모두 있다. 안마를 할 때 등을 집중적으로 다루는 것은 바로 이처럼 오장육부를 모두 다스릴 수 있기 때문이다. 한편 독맥은 말 그대로 모든 경락을 감독하는 역할을 하는 곳이다. 따라서 등은 매우 중요한 부분이 아닐 수 없다.

등을 보고 건강을 알 수 있는 방법은 먼저 상체를 벗고 등을 본다. 피부가 윤기가 있으면서 깨끗해야 건강한 상태이다. 등에 여드름처럼 무언가 많이 나 있고 피부도 거칠다면, 이런 사람은 인체의 대사가 잘 안되는 것으로 볼 수 있다. 즉 대사가 너무 항진되어 있거나 반대로 줄어들어 있어서 등의 피부에 이런 반응이 나타난 것이다. 등의 특정 부위가 검게 변해 있으면 이것도 거기에 해당하는 오장육부의 기능이 약화된 것으로 볼 수 있다.

다음으로 볼 것은 척추를 중심으로 양쪽이 균일하게 발달해 있는지를 보는 것이다. 보통은 많이 사용하는 쪽이 다소 융기되어 있는데 이 역시 별로 좋은 상태가 아니다. 양쪽이 고르게 발달되어야 등이나 허리가 아프지 않게 된다.

대부분의 구기 운동은 인체의 한쪽만을 사용하게 만들어져서 종종 균형을 깨뜨리게 된다. 골프는 특히 이런 불균형을 심하게 만든다. 대개 골프는 나이가 들어 배우게 되는데, 가뜩이나 균형이 잡혀 있지 않은 몸매에 한쪽의 근육만 사용하도록 하므로 골프를 처음 배우는 사람은 거의 등의 문제를 호소하게 된다.

골프를 포함하여 모든 구기 운동을 할 때는 역스윙과 같은 반대 동작을 자주 해줄 필요가 있다. 또한 어느 한가지 종목만 하지 말고 여러가지 구기 운동을 번갈아 해주어 신체의 균형을 유지해야 한다. 등 양쪽이 불균형하게 되면 서 있는 자세 역시 나

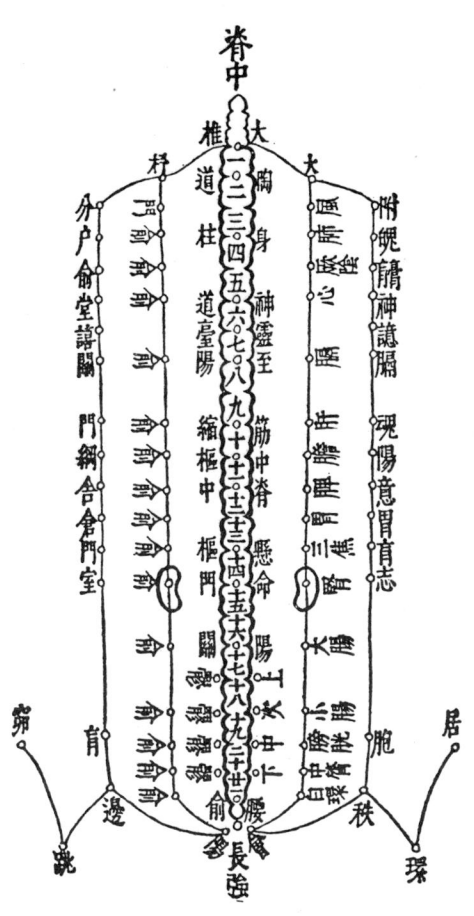

등에 있는 경혈과 경락을 보여주는 그림. 장개빈『유경도익』에서 발췌.

쁘며, 이런 상태가 오래 지속되면 허리는 물론 내장에까지 영향을 주게 된다.

등의 한쪽이 융기된 것과는 반대로 어느 특정 부위가 움푹 꺼져 있는 경우도 있다. 이는 오장육부 중 거기에 해당하는 장기의 기능이 약화되어 있다는 표시이다.

다음으로는 엎드린 상태에서 척추의 양쪽을 목에서부터 허리까지 동일한 힘으로 지압하듯 누르다 보면 특히 아픈 곳이 있다. 이것도 그에 해당하는 장기의 병변을 의미하는데, 이런 자리가 많을수록 몸의 상태는 나쁜 것이다.

등은 일반적으로 따뜻하게 해주어야 한다. 등을 지나가는 방광경은 그 성질이 차다. 등골이 오싹하다는 표현처럼 등은 추위에 민감하다. 등을 항상 따뜻하게 해주어야 추위로 인한 질병이 없게 된다.

또 등을 자주 자극해 주어야 좋다. 목욕을 할 때는 서로 등을 밀어주어 골고루 자극이 가도록 한다. 단지 때만 민다는 생각이 아니라, 경락을 자극한다는 생각을 갖고 위에서 아래로 균일한 힘을 주면서 밀어 내리면 좋다.

지압을 할 때는 목에서 허리끝까지 두 엄지손가락으로 척추를 중심으로 눌러 준다. 이 때 손가락 끝을 사용하면 안되며, 손가락 끝의 넓적한 부위로 천천히 일정한 힘을 주어 눌러야 한다. 뗄 때도 천천히 힘을 주면서 떼어야 한다. 특별히 아픈 부위나 시원하게 느껴지는 부위는 반복하여 눌러준다.

이런 지압은 질병을 치료하기 위한 것은 아니겠지만 건강의 회복에 도움이 되며, 나아가 부부간에 등의 안마나 지압을 자주 행한다면 서로에 대한 신뢰나 애정도 깊어질 것이다.

옆구리의 건강

겨드랑이 아래로부터 허리에 이르기까지를 옆구리라고 하는데, 간혹 '결린다'고 하면서 통증을 호소하는 사람이 있다. 이 때 목이 마르거나 쓰고 메스꺼움이 있기도 하다. 가슴도 답답하면서 대변도 불규칙해지기 쉽다.

옆구리는 한의학적으로 보면 간경과 담경이라는 경락이 지나가는 부위이다. 한의학에서 그냥 간이나 담을 말할 때와 간경, 담경이라고 하여 경락을 의미하는 '경'자를 붙였을 때는 그 의미가 약간 다르다. 간, 담 등은 주로 우리가 눈으로 확인할 수 있는 기관을 가리키는데 비해, 뒤에 '경'자가 붙으면 기가 흐르는 경로인 경락을 말하게 된다.

경락은 오장육부의 11개 경락에 삼초라는 독특한 경락이 하나 더 붙어 12개를 이룬다. 여기에 임맥과 독맥 등의 경락이 더하여 인체의 기를 주관하게 되는 것이다. 이 경락들은 인체의 곳곳을 다니면서 각기 다른 역할을 하게 된다. 이것들 중 간경과 담경은 옆구리를 지나면서 옆구리의 건강을 담당한다.

환자 중에는 가슴이 아프다고 하면서도 실제로는 옆구리가 아픈 사람이 있고, 반대로 옆구리가 아프다고 하면서도 가슴이 아픈 경우가 있어서 그 구별이 쉽지 않다.

예로부터 옆구리가 아픈 원인은 다섯 가지로 나뉘었다.

첫번째는 기울 협통으로 이 원인은 정신적인 긴장과 사려 과도(지나치게 생각을 많이 하는 것)이다. 하고자 하는 일은 많은데 결단을 내리지 못하고, 그러다 보면 화를 자주 내게 되어 간경이 억눌리어 열이 가득 차게 되면 옆구리가 아프게 된다. 요샛말로 스트레스가 쌓이면 옆구리가 아플 수 있다는 것이다. 이 때는 항상 아픈 게 아니라 기분에 따라 심해지기도 하고 괜찮기도 하다. 헛배도 부르고 입맛이 없어진다.

또 하나는 어혈 협통이다. 어혈은 한마디로 비생리적인 피라고 생각하면 되는데, 타박상으로 죽은 피가 몰려 있는 것도 포함된다. 어혈로 아프면 찌르는 듯 아프면서 대개 밤에 더 아프다.

이외에 담음으로 올 수도 있고 감기처럼 추위를 타면서 열도 나고 어지럽고 가슴도 답답한 풍한 협통도 있다. 입맛도 없고 메스꺼운 증상이 같이 나타나며, 흔히 이런 경우 단순한 감기로 생각하여 감기약을 사 먹기도 하는데 그러면 치료가 더욱 어려워진다. 양약으로 경락에 변화를 주기 때문이다.

그 밖에 소화 불량으로도 협통이 올 수 있다.

옆구리를 잘 보호하려면 먼저 정신 건강에 유의해야 한다. 간은 화내는 것을 제일 싫어한다. 자주 화내는 사람은 그만큼 간을 손상시키고 있다고 볼 수 있다. 사회 생활을 하면서 화를 내지 않을 수야 없지만, 본인의 노력 여하에 따라 다소 화를 누그러뜨릴 수는 있을 것이다.

스트레스를 많이 받아 화가 날 때는 매운맛을 먹으면 좋다. 매운맛은 오행 가운데 금(쇠붙이)에 해당하여 목(나무)인 간을 적절히 억제해 주기 때문이다.

손으로 보는 건강

손은 단순히 무얼 만들거나 잡거나 하는 일만 하는 것이 아니라, 때로는 그 사람의 심리 상태까지도 표현한다.

예로 이야기를 하고 있는 동안 두 손을 가지런히 맞잡고 있다면 상대를 받아들일 자세라는 것을 말한다.

반면 두 손을 꼭 쥐고 힘을 주어 자주 비빈다면, 긴장하고 있거나 겉으로 드러내지 못하는 불만을 나타나게 된다.

어깨에 힘을 주고 거드름을 피우지만 손가락으로 의자나 무릎을 자잘하게 두드리고 있다면 불안한 것이다.

손은 우리의 몸을 음양으로 나눈다면 양에 해당하여 잘 움직이려 하고 힘쓰기를 좋아한다. 따라서 손이 자주 움직이는 것은 건강의 상징이기도 하지만, 힘있게 또한 부드럽게 움직여야 한다. 따라서 습관적으로 무얼 만진다든지 가볍게 손을 놀리는 것은 신체만이 아니라 정신 건강에도 문제가 있음을 보여 주는 것이다.

손이 중요한 만큼 손가락 하나하나에도 자기의 이름이 있다. 첫번째 손가락부터 차례로 엄지, 검지(집게, 식지), 장가락(중지, 가운데), 무명지(약지), 새끼손가락이라고 한다. 손가락의 하나하나에는 서로 다른 경락이 흐르고 있어서 반드시 그런 것은 아니지만, 예로 새끼손가락의 등쪽이 아프면 소장과의 관계를 고려해 봐야 하며, 손바닥쪽으로 아프다면 심장과의 관계를 생각해 볼 필요가 있다.

손바닥과 손등도 나누어 볼 수 있다. 손바닥은 음양 중 음에 해당하여 추울 때도 손바닥만 따뜻하면 어느 정도 추위를 견딜 수 있다. 불을 쬘 때도 손바닥을 쬐는 이유는 손바닥이 음에 해당하여 추워지기 쉽기 때문이다. 손바닥이 두툼해야 부지런하고 부자가 된다는 말도 음덕이 두터워야 인간 관계가 좋아지기 때문에 나온 말이다.

손바닥이 찬가 더운가에 따라서 복부의 질환을 구별해낼 수 있으며, 감기가 걸렸을 때도 손등이 찰 때와 손바닥이 찰 때를 구분해야 한다. 감기에 걸렸을 때 손바닥보다 손등이 뜨거우면 병이 아직 몸 깊숙이 들어가지 않았다는 표현이다. 그러므로 이

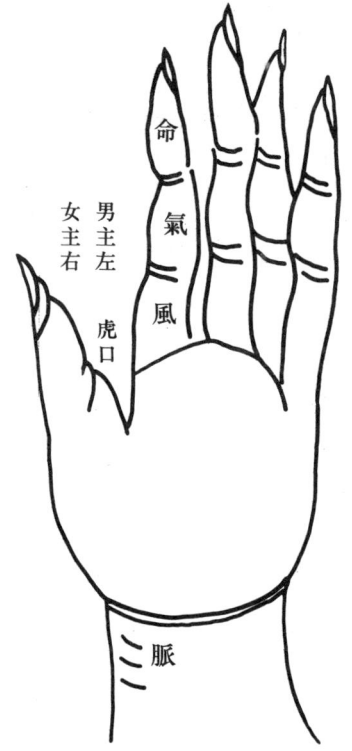

命

氣

風

男主左　虎口

女主右

脈

삼관도三關圖

때는 땀을 내서 병을 몰아내는 방법을 써야지 함부로 해열제를 써서는 안된다. 반대로 손바닥이 뜨거우면 이미 병이 몸 속에 들어갔다는 증거이므로, 이 때는 땀을 내서 병을 몰아내는 방법으로는 안된다.

어린아이의 경우 손가락은 병을 알아내는 데 중요한 지표가 된다. 주먹을 쥐고 가위바위보할 때처럼 엄지와 검지손가락만을 펴면 마치 호랑이가 입을 벌린 것처럼 되는데(검지가 위로 가도록 손등을 자기쪽으로 해서 볼 것) 이 검지손가락을 이용하여 병을 관찰하는 방법이 '호구삼관맥문법'虎口三關脈紋法이다.

아이의 검지손가락을 펴고 손가락의 안쪽부터 살짝 누르면서 손가락끝으로 밀어 나간다. 손으로 밀고 지나간 자리에 무늬가 생기는데 정상적인 경우 옅은 붉은 색의 선이 나타난다. 만일 이 색이 푸르게 나타나거나 붉은 색이 너무 진하다면 병이 있다는 증거이다.

겉으로 큰 증상이 없더라도 한의사에게 문의하는 것이 바람직하다. 호미로 막을 것을 가래로 막는 우를 범하지 않으려면 예방이 최선이기 때문이다.

손톱으로 보는 건강

손톱은 중요한 건강의 척도이다. 손톱을 보면 그 사람의 기와 혈의 상태를 알 수 있다. 특히 손톱에는 간의 기능이 어떤지 잘 나타나므로 주의해서 볼 필요가 있다. 건강한 손톱은 일반적으로 투명하고 불그스레하면서 매끄러운 타원형의 곡선을 이루고 있다. 윤기가 있고 흰 부분(손톱눈)과 붉은 부분이 분명히 구분되어야 한다. 손톱에 무늬나 파인 자국이 없고 끝도 갈라지지 않아야 건강한 손톱이라고 할 수 있다.

손톱으로 건강을 진단하려면 먼저 손톱을 눌러 본다. 누른 부위가 희게 되었다가 손을 떼면 곧바로 붉은 빛으로 돌아와야 한다. 만일 붉은 빛으로 돌아오지 않거나 돌아오는 속도가 늦으면 건강이 나쁜 경우가 많다. 대체로 어혈이 있거나 몸 어딘가의 기가 막혀 있다고 볼 수 있다. 돌아오는 속도가 늦으면 늦을수록 병의 상태는 나쁘다.

다음으로는 손톱 전체의 색을 본다. 손톱이 무르면서 흰 빛을 띄고 윤기도 없으면 비위의 기능이나 비뇨 생식 기능이 약화된 경우가 많다. 흔히 "원기가 없다"든지 "기가 허하다"는 소리를 듣는 사람에게 많이 나타난다.

만일 색이 희면서 구멍이 난 것처럼 함몰되어 있으면 간질환을 의심할 수 있다.

손톱이 붉게 된다면 열이 있음을 알 수 있으며 관절이나 심장 쪽의 문제를 고려해 볼 수 있다.

손톱이 노랗게 되면 대표적으로 황달을 들 수 있는데, 간이나 담에 이상이 있을 수 있다.

푸른 손톱은 간이나 심장의 이상에서 오는 경우가 대부분이다. 손톱의 색이 푸르게 되거나 검게 되는 것은 그다지 좋은 징후는 아니다.

손톱의 모양도 중요한데, 손톱이 거칠면서 마르는 것은 기혈에 문제가 생겼기 때문이다. 그 예로 빈혈은 손톱에 윤기가 없고 줄이 생기며 심하면 숟가락처럼 움푹 들어간다. 어린아이에게서 간혹 편평한 모양의 손톱이 보이는데, 손가락을 늘 빨고 있거나 물어뜯는 버릇이 있을 때도 나타난다.

손톱 밑의 무늬로도 병을 알 수 있다. 옛날에는 흰 반점이 밥알이라고 하여 부자가 될 것이라고 하였지만, 실은 기가 허할 때 많이 나타나는 무늬이다. 통증이 심한 사람은 청색의 반점이 나타나고 열이 있으면 붉은 색, 심장이나 혈액에 문제가 있으면 붉은 자줏빛의 무늬가 나타난다. 이상의 판단은 다른 증상과 종합해서 생각해야 할 전문적인 문제가 있으므로, 위와 같은 증상이 나타나면 자신의 건강을 의심해 보고 한의사와 상의하는 것이 좋다.

손톱을 위해서는 음식을 짜게 먹으면 안된다. 『황제내경』은 "짜게 먹으면 손톱이 마른다"고 말한다.

손톱을 길게 기르는 것은 외부의 나쁜 기운이 침범할 기회를 마련하므로 나쁘며, 너무 짧게 잘라도 마찬가지로 나쁘다. 손가락끝과 손톱의 끝이 일치할 정도로 자르는 것이 좋다.

매니큐어는 특별히 손톱의 치료를 위해서가 아니라면 좋을 것이 없다. 불가피하게 칠했다면 적어도 잘 때만은 지우도록 한다. 매니큐어의 성분이나 지우는 아세톤의 성분이나 모두 손톱에는 나쁜 영향을 준다.

손을 이용한 침의 원리와 올바른 사용

　최근에는 수지침이 크게 유행하고 있는데, 수지침은 손바닥의 각 점에 인체의 각 부위가 대응하여 반응한다는 점에 착안해서 만들어진 것이다. 여기에는 인체가 우주의 축소판인 소우주라는 생각이 바탕이 된다. 물론 우주의 모든 법칙이나 현상이 그대로 인간에게 적용된다는 데는 문제가 전혀 없는 것은 아니다.

　그러나 한때는 미신 취급을 받았던 이런 발상이 최근 서양 과학, 특히 물리학과 천문학의 눈부신 발전에 따라 오히려 각광받고 있다. 곧 자연계와 인체는 하나의 연관된 전체라는 관점에서 서로 밀접한 관계를 갖고 있으며, 이런 점에서 인체를 하나의 소우주로 보는 동양의 생각이 매우 선견지명이 있었다는 점을 다시 보게 된 것이다. 과연 독일의 어느 철학자가 말했듯이 인간은 어머니의 뱃속에 있는 열 달 동안 인생의 모든 과정을 거친다고 볼 수 있는 것이다.

한의학에서는 인간이 하늘을 닮아 머리는 둥글고 땅을 닮아 발은 모가 났으며, 두 눈은 해와 달을 본받았고, 우주의 사계절에 따라 네 개의 팔다리가 있다고 이야기한다. 이는 어찌 보면 황당무계한 소리일 수도 있고 어찌 보면 일리가 있어도 보인다. 이에 대한 연구는 아직 완전히 이루어지지 않았으나 중요한 사실은 이러한 이론에 따라 실제 임상이 이루어지고 있으며, 최신의 과학 성과와 함께 이 이론이 새롭게 조명되고 재구성되기 시작했다는 점이다.

수지침은 인체가 큰 우주를 축소한 작은 우주이듯이, 손이나 발 등 인체의 각 부분 역시 인체를 축소한 작은 인체라는 생각을 더 발전시킨 것이다. 수지침 이외에도 금연침으로 잘 알려진 이침이나 발에만 놓는 족침, 얼굴에만 놓는 면침, 코에만 놓는 비침, 발에만 놓는 족침 등이 모두 이와 같은 생각을 발전시킨 것이다.

수침手鍼은 북한에서는 손침이라 하여 많이 쓰이고 있다. 수지침은 이러한 수침을 확대 발전시킨 것이다. 수지침은 비교적 배우기가 쉽고, 다른 침에 비해 부작용이 적어 많이 활용되고 있다. 그러나 의료가 일반에게 확대되고 누구나 응급히 사용할 수 있다는 장점에도 불구하고 여기에는 많은 문제가 있다.

수지침을 사용하려면 먼저 진단이 있어야 하는데, 현재는 진단할 능력이 없는 일반인에 의해 수지침이 사용되고 있기 때문이다. 이것이 문제가 되는 것은 일반인의 수지침 사용이 그 자체로 무면허 의료 행위이기 때문이 아니라 의료 사고를 내기 쉽기 때문이다.

예를 들면 급성 맹장염 같은 경우에 수지침으로 진통을 일시적으로 진정시켜서 치료된 것 같지만, 맹장이 터져 복막염으로 발전할 우려도 있는 것이다. 맹장은 일단 터지면 통증이 사라지지만 자칫 사망에 이르게 할 수도 있으므로 주의해야 한다. 또 수지침은 어지럼증을 유발하기 쉬우므로 이에 대한 대처가 없으면 위험하다.

따라서 수지침은 반드시 한의사의 지시 아래 제한된 범위 내에서만 보조 요법으로 사용해야 한다. 손가락에 가시쯤 찔려도 아무 상관이 없다는 식으로 가볍게 보아서는 안된다. 손바닥은 내 인체의 축소판이요, 나아가 우주의 축소판이기 때문이다.

습진

습진은 대개 가려움증이 있으면서 붉은 반점이 있고, 도돌도돌한 구진과 작은 물집 등으로 시작된다. 분비물이 나오거나 딱지가 생기기도 한다. 가려워서 긁으면 더 악화되는데 이런 과정이 반복되면 피부도 두터워진다.

한의학에서는 침음창 또는 습창이라고 하는데, 습진이 생기는 부위와 증상에 따라 이름도 다양하다. 손발이나 팔다리의 습진은 와창, 하주창, 혈풍창 등으로 불리고 음낭의 습진은 신낭풍, 유방 주위는 유두풍, 항문 주위는 항문권선이라고 한다. 이렇게 이름이 제각각인 것은 부위에 따라 원인과 치료가 다 다르기 때문이다.

서양 의학에서는 아토피성 피부염이라는 말을 흔히 하는데, 아토피atopy란 알레르기성 질환이 가족 내에서 유전되는 경향이 강한 상태를 의미하는 말이다. 이런 상태에서 습진이 생긴 경우를 아토피성 피부염이라고 하는데, 아직까지 면역학적인 규명은 되고 있지 못하다. 잘못 알고 태열이라고도 하는데 태열과는 다르다.

서양 의학에서는 항히스타민제를 복용하거나 부신피질 호르몬이 포함된 연고를 사용하기도 하는데, 원인 치료가 되지 않으면 재발하기 쉽고 때로 상태를 더 악화시키기도 한다.

한의학에서는 다른 모든 질병을 치료할 때와 마찬가지로 근본 원인을 찾아 치료하며, 특히 음양의 구분에 주의한다. 크게 습성과 건성으로 나누고 여기서 다시 증상의 음과 양을 구분한다. 예로 습성이면서 양증인 경우는 분비물이 진하고 불결한 느낌과 나쁜 냄새가 나고 딱지도 많이 생긴다. 반면에 음증은 분비물이 적고 그다지 더럽지 않으면서 냄새나 딱지가 별로 없다. 이런 경우 각기 음양의 차이에 따라 치료한다.

습진은 급성인 경우 나쁜 습기와 열기가 기본적인 원인이고, 여기에 풍사라고 하는 외부의 나쁜 바람이 침범하여 생기는 것이다. 그리고 만성인 경우는 피가 부족하거나 순환 기능 등이 떨어졌을 때 나쁜 바람이 생겨서 습진이 된다. 이렇게 각각의 원인에 따라 한약을 복용하면서 침을 병행하면 좋은 효과가 있다.

최근에는 약침 요법을 활용하기도 하는데 이 역시 효과가 있다. 약침에서 사용하는 약은 순수 한약 추출물로써 스테로이드 제가 아니므로 부작용이 적고 치료 기간도 단축시킨다. 한방 연고도 뛰어난 효과가 있다.

습진에 걸렸거나 습진을 예방하기 위해서는 대부분의 육류(쇠고기는 제외)와 비린내 나는 생선, 새우, 게, 조개가 좋지 않고 술도 금해야 한다. 가벼운 습진은 바닷물에 해수욕을 한 뒤 그대로 햇볕에 말리면 좋고 온천으로는 유황 온천이 좋다. 피부를 건조하지 않도록 습도 조절에 신경을 써야 하며 목욕도 자주 하면 좋지 않다. 비누나 때 수건은 사용하지 않도록 한다. 정신적인 긴장이나 고민 등에 의해서도 병이 유발되거나 악화되므로 정신 건강에도 유의할 일이다.

배는 따뜻하게 하라

배는 세 부분으로 나누어진다. 배꼽을 중심으로 위는 대복이라 하고 아래는 소복이라고 한다. 한의학에서는 대복과 배꼽과 소복을 각기 태음, 소음, 궐음이라는 경락과 연관하여 본다. 따라서 배가 아프다고 해도 그 치료법은 다 다르다.

대복이 아픈 경우는 대개 음식물로 인한 경우가 많다. 배꼽 주위는 열로 인한 경우가 많고 아랫배가 아픈 경우는 어혈이나 담, 혹은 비뇨기 계통의 이상으로 온다. 예전에는 회충 등 기생충으로 인한 복통이 많았지만 지금은 거의 없다. 기생충으로 인한 복통은 계속 아픈 것이 아니고 때때로 찌르는 듯한 격렬한 복통이 특징이다.

사상 체질 중 소음인은 비위 기능이 약하므로 소화가 늘 안된다고 호소한다. 이런 사람은 소화제가 아니고 비위를 튼튼히 하는 약을 먹어야 한다. 소화제를 늘 먹으면 오히려 소화 기능은 더 떨어지게 되어 있다.

소화제도 그 사람의 증상에 따라 허실을 나누어 복용해야 한다. 대부분의 양약 소화제는 한의학적으로 보면 실증을 치료하는 약이다. 따라서 비위가 허하거나 찬 기운에 의해 소화 불량이 되었을 경우에는 금해야 한다. 또한 신 기능이 약하여 소화가 안 되고 배가 아픈 경우에도 양약 소화제는 금물이다.

요즘 흔히 과민성 대장증후군이라고 하는 증상이 있다. 이는 정신적 자극이나 음식물(술이나 자극성 있는 음식)에 의해 아랫배가 더부룩하면서 때로는 아프고 대변이 불규칙하여 변비가 되거나 설사를 하기도 한다. 이 증상의 원인은 여러 가지가 있을 수 있지만, 대부분 신 기능이 약해진 사람에게서 많이 나타난다. 따라서 소화 기능이나 대장의 기능만을 목적으로 치료하려고 하면 별 효과가 없다. 다소 시간이 걸리더라도 신 기능을 보강해야 한다.

신 기능이 약하면 배의 피부가 아프기도 한다. 이런 사람은 대개 심장의 기능에도 문제가 있다. 심장과 신장은 우리 몸의 물과 불로서 불은 내려가고 물은 올라가는 소위 수승화강水升火降이 질되어야 소화도 잘되는 것이다. 그런데 신장이나 심장의 기능이 약해지면 당연히 소화가 안되어 배에 문제가 나타나게 된다. 이 때도 당연히 소화제를 먹어서는 안되고 원인에 따른 치료를 해야 한다.

과부가 되거나 오랜 동안 독수 공방하여 원만한 부부 관계를 갖지 못한 여자에게 치골 부위(불두덩 근처)가 뻐근하게 아픈 경우가 있다. 때로 60살을 넘은 나이에도 이런 증상이 있을 수 있는데, 이는 아랫배가 경락상 궐음경에 속하므로 항진된 간 기능을 조절하면 잘 치료된다.

일반적으로 배를 튼튼히 하려면 평상시 배를 따뜻하게 해줘야 한다. 특히 배에 찬 느낌이 있으면서 설사를 자주 하는 사람이라면 더욱 따뜻이 해야 한다.

속이 안 좋을 때는 무작정 약을 먹으려 하지 말고 두 손을 번갈아 가며 배를 쓰다듬어 주는 것도 좋은 방법이다. 옛날 할머니나 어머니께서 배를 쓰다듬어 주셨듯이 약간 눌러 가면서 부드럽게 자극을 주는 것은 배를 위한 훌륭한 기공법이다. 평상시에도 자주 쓰다듬어 주는 것이 바람직하다.

배꼽의 건강

배꼽은 위치로 보아 몸의 한가운데에 있다. 그것은 남자건 여자건 간에 배 한가운데에 그저 조그맣게 들어가 있어서 별 관심의 대상이 되지 못한다. 그러나 배꼽은 어머니의 뱃속에 있을 때는 호흡과 영양 물질의 통로가 되어 생명을 유지하는 가장 중요한 곳이다. 또한 태어난 이후에도 단지 흔적 기관으로서가 아니고 단전 호흡을 하거나, 그 밖에 건강 유지를 위하여 매우 긴요한 곳이 된다.

예를 들어 『동의보감』에는 더위로 쓰러진 사람을 살리는 구급혈로 설명된다. 더위를 먹어 사람이 쓰러졌을 때는 빨리 쓰러진 사람을 그늘의 시원한 곳으로 옮기고, 웃옷을 벗겨 가슴에는 뜨거운 흙먼지를 쌓아 놓고 배꼽 주위에는 진흙으로 둥그런 성을 쌓아 가운데를 움푹하게 만든다. 그리고 이곳에 소변을 충분히 담으면(직접 소변을 보아야 한다) 소변이 식기 전에 깨어난다고 소개되어 있다.

또한 단전 호흡을 하는 사람에게는 태아 상태의 호흡법인 태식 호흡(배꼽을 통해 호흡하는 사실상의 무호흡)이 가장 이상적인 경지로 이해되고 있으며, 배꼽 아래의 단전은 모든 기의 창고이면서 전신의 기를 조절하는 가장 중요한 부위이다.

침구 이론에서도 배꼽은 신궐이라는 이름처럼 생명 현상의 원동력인 신기가 머무는 대궐로써 중풍으로 의식을 잃었을 때나 탈항, 자궁하수, 설사, 신장염 등에 쓰이는 매우 요긴한 혈이다. 이렇게 보면 배꼽은 위치로만이 아니라 그 역할로도 우리 몸의 중심이 된다고 할 수 있다.

일반적으로 배꼽은 먼저 청결하게 해야 한다. 목욕을 할 때 배꼽의 때를 무리하지 않게 잘 닦아 주어야 한다.

또한 배꼽은 배와 마찬가지로 따뜻하게 해야 한다. 특히 배가 차서 설사 등 여러 가지 증상을 보이는 사람이라면 배꼽에 가끔 뜸을 떠주면 좋다. 배꼽에는 침을 놓지 않고 대신 뜸을 뜨게 되어 있다. 직접 쑥뜸을 뜨기보다는 소금이나 여러 약물을 혼합하여 가루를 내어 배꼽에 넣고 그 위에 뜸을 뜨는 것이 보통이다.

일반적으로 큰 부작용 없이 일상 생활에서 활용할 수 있는 방

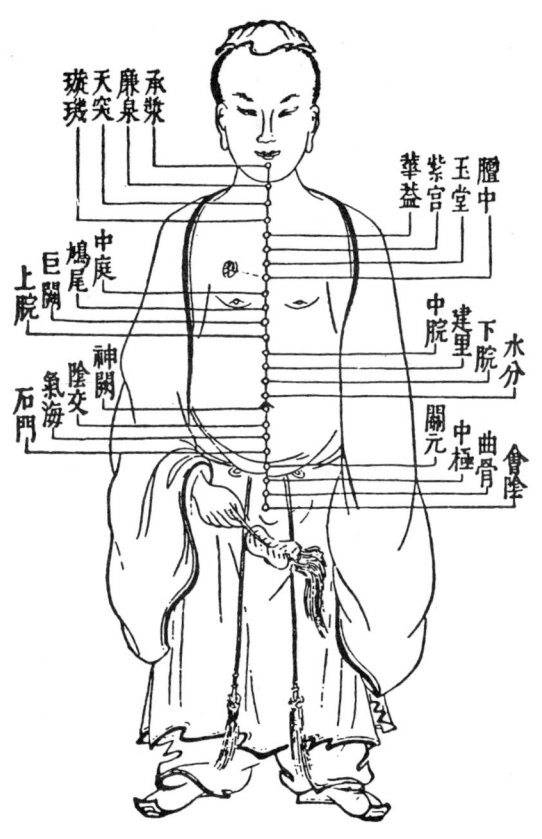

承　天　廉　璇
漿　突　泉　璣

華　紫　玉　膻
蓋　宮　堂　中

中　鳩　巨　上
庭　尾　闕　脘

中　建　下　水
脘　里　脘　分

神　陰　氣　石
闕　交　海　門

關　中　曲　會
元　極　骨　陰

배꼽은 침구학에서 신궐神闕이라고 불리운다. 흔히 단전이라 불리는
혈은 그 위치가 확정되지 않고 있는데, 대개 배꼽 밑 2촌 또는 3촌
부위라고 한다. 석문이나 관원혈에 해당하는데 기혜를 딘진이라 하
기도 한다. 장개빈, 『유경도일』에서 발췌.

법으로 마늘을 5mm 정도로 썰어 이를 배꼽에 올려 놓고 이 위에 쑥뜸을 뜨는 방법이 있다. 이를 격강구법이라고 하는데 원기를 도와주고, 특히 몸 안의 찬 기운을 몰아내며 정력에도 도움이 되는 방법이다. 보통 처음에는 3장, 그후에는 5, 7장 등으로 숫자를 늘린다. 이는 장수하게 하는 방법으로도 알려져 있는데, 다만 욕심을 내어 무리하게 하면 오히려 해가 된다. 다른 뜸법도 마찬가지인데 영리를 목적으로 하는 사람들에 의해 그 효과가 과장되어 뜸의 부작용으로 고생하는 사람이 많다. 반드시 가까운 한의원에서 상담하여 자신에게 적절한 방법을 알고 해야 하며, 뜸을 뜨면서 나타날 수 있는 부작용이나 신체 변화에 대해 항상 주의를 기울여야 한다.

갓난아기가 배꼽이 떨어진 뒤 바로 배꼽에 뜸봉이나 간접구로 1장만 떠주면 설사와 배탈 등을 예방할 수 있다.

또 다른 '가슴'과 '아랫배'의 건강

간혹 50 내지 60대의 여성이나 드물게는 70줄에 가까운 나이임에도 젊은이 못지않은 건강과 의욕을 갖고 있는 사람이 있다. 이런 상태는 모든 사람이 바라는 바인데, 배우자와 함께 장수를 누릴 수 있다면 금상첨화라고 하겠다. 이는 단순히 사랑하는 두 남녀가 동고동락할 수 있다는 의미만이 아니라, 여성의 건강을 위하여 더없이 바람직한 조건이기 때문이다.

나이가 많은 여성들의 경우 별다르게 어디가 아픈 곳도 없고 그저 아랫배, 정확하게는 치골이 뻐근하게 아픈 경우가 있다. 치골이란 아랫배가 끝나면서 불두덩이 시작되는 곳이다. 아픈 부위가 부위인 만큼 환자의 입장에서는 남에게 잘 말하려 하지 않는다. 우리가 치부를 드러낸다고 할 때의 바로 그 부위이기 때문이다.

여기가 아플 때마다 오한이 들고 속에서는 열이 위로 치솟기도 한다. 마치 열이 났다 꺼졌다 하면서 학질 비슷하기도 하다. 이런 증상은 서양 의학에 의한 진단으로는 아무런 이상이 나타나지 않는다. 오직 한의학적인 진맥을 통해서만 나타난다. 따라서 양방으로는 신경성이나 노화 현상에서 오는 것으로 본다. 그러나 한의학적으로는 정확한 진단과 원인을 알 수 있다. 진맥을 해 보면 촌맥이 손바닥쪽으로 힘있게 뻗어 있다. 이는 오랜 성적 억압으로 족궐음 간경이 억눌려 있기 때문이다. 족궐음 간경은 엄지발가락의 등에서 시작하여 위로 올라가다 음부를 싸고 돌아 아랫배로 들어갔다가, 계속 위로 간담과 눈을 거쳐 머리끝까지 나아간다. 따라서 한의학에서는 남녀를 막론하고 음부는 기본적으로 족궐음 간경과 직접적인 관계가 있다고 본다.

더욱이 정신적인 긴장이나 스트레스는 모두 간경을 억누르는 요소가 된다. 여자가 홀로 되어 오랜 동안 음양 화합을 이루지 못하여 육체적이든 정신적이든 간경이 억눌리면 바로 이런 문제가 생기는 것이다. 이 증상은 단순히 음기가 부족하여 생기거나 아니면 양명경만의 열이라고 보기 쉽다. 그러나 그런 경우와는 확연히 다른 병이므로 이 때는 간경의 억눌린 것을 풀어 주어야 치료된다. 일찍 남편과 떨어진 과부나 수도 생활 등으로 홀로 있어야 하는 여성에게도 많은 질환이다. 이는 정신적인 도덕성과는 관계없이 나타나는 것이며, 단지 건강하다는 표현이므로 주저하지 말고 한의학 치료를 받길 권한다.

한편 젊은 여성이 아무런 기질적 혹은 기능적 문제 없이 유방이 아픈 경우가 있다. 미혼만이 아니고 결혼한 젊은 여성에게서도 간혹 나타나는데, 이 때는 대개 옆구리의 통증이나 소화불량 등도 함께 호소한다. 유방은 족궐음 간경과는 직접 관계가 없지만, 이 역시 음양의 화합이 부족하기 때문에 나타나는 것이다.

이런 경우는 약을 쓸 수도 있지만 부드러운 마사지가 효과적이다. 단 이 경우에는 남자의 손으로 마사지를 해야 한다. 미혼 등 배우자가 없을 경우에는 어렵겠지만(이 때는 한약을 쓸 수밖에 없다), 매일 부드럽게 남자의 손으로 마사지하면 대개 완치된다. 이는 유방암의 예방에도 탁월한 효과가 있다. 사랑이 넘치는 가족 생활이야말로 건강 백세를 위한 지름길이다.

단전이란 무엇인가

단전 호흡이란 말을 들어보지 않은 사람은 없을 것이다. 단전
호흡의 중요성을 강조하는 사람들에 의하면 단전은 모든 생명
활동의 근본이 나오는 곳이 되며, 이곳만 잘 단련하면 모든 질병
에서 해방됨은 물론 신선까지도 될 수 있다고 한다. 또한 단전
수련을 하는 사람은 앉은 자리에서도 공중으로 뜰 수 있으며, 투
시 능력까지도 갖추게 된다고 한다. 이런 주장에 대해 사람들은
이를 믿고 실제 단전 수련에 나서기도 하고, 혹은 비과학적인 미
신 정도로 치부하고 만다. 아예 관심이 없는 사람도 물론 있다.
몸이 뜬다든지 그런 식으로 건강한 것이 무슨 의미가 있느냐는
질문을 하면서.

그러나 단전 수련을 하는 사람 중에는 실제 공중에 뜨는 사람이 있는가 하면 건강이 좋아지는 사람이 있다. 반대로 단전 호흡의 부작용으로 오랜 동안 고생하는 사람도 있다. 단전 호흡을 '비과학적인 것'으로 믿는 사람들도 단전과 기에 관한 '과학적' 연구 성과 앞에서 다소 당혹스러워하는 것도 사실이다. 최근의 연구에 의하면 기는 분명히 실재하는 것으로 나타나며 최소한 기의 작용이 존재한다는 것이 인정되고 있다.

그러면 단전이란 무엇인가.

불행히도 아직까지 단전이 무엇이며 그 위치가 어디인지는 정설이 없다. '단'이란 붉다는 뜻인데, 특히 도교에서는 "용과 호랑이가 서로 만나는 것"(『제진성태신용결』)을 말한다. 이는 곧 음양의 기가 인체 내에서 만나 형성하는 생명의 근원적인 물질을 말한다. 그러므로 단의 밭인 단전이란 인체의 생명력인 진기가 모이는 곳, 제련되는 곳, 만들어져 나오는 곳이란 말이다.

이 단전을 단련시키는 데는 두 가지 방법이 있다.

하나는 외단이라고 하여 금속이나 기타 약물을 복용하여 단을 인위적으로 만드는 방법이다. 이 방법은 인체에 해로운 수은 등 독극물을 많이 썼기 때문에 그 부작용으로 오늘날은 크게 발달하지 못하고 있다. 다만 이러한 시도로 연금술을 비롯한 화학과 한의학의 발전에도 많은 기여를 하였다.

다른 하나의 방법은 기공을 하여 단을 키우는 방법이다. 단전 호흡이란 이런 수많은 기공법 중의 하나이다. 단전 호흡은 비교적 부작용이 적고 쉽게 할 수 있지만 부작용이 없는 것은 아니다. 반드시 많은 경험이 있는 지도자 밑에서 배워야 한다.

단전을 단련한다고 해도 그 위치가 문제이다. 대개 배꼽 밑으로 이 촌 혹은 삼 촌을 말하는데 그 설이 분분하다. 경락상으로도 배꼽 바로 아래의 석문부터 음교, 기해, 관원혈을 모두 단전으로 부른다. 어떤 설은 콩팥 사이를 단전이라 부르기도 한다. 이와는 구분이 되지만 또 상중하의 단전이 있다. 중요한 것은 배꼽을 중심으로 특히 그 아래 부분이 매우 중요한 부위이며, 여기를 늘 따뜻하게 하면 좋다는 점이다.

일반적인 양생법으로 단전을 뜸뜨기도 하는데, 정확한 위치를 잡기 어려우면 배꼽 밑 2cm에서 7cm 정도의 사이에 여러 개의 간접구를 해주면 좋다. 간접구란 뜸을 직접 살에 대지 않고 뜸뜨는 방법이다. 단 이 때도 한의사의 조언을 받고 하는 것이 안전하다.

간단한 방법으로는 두 손을 마주 비벼서 열을 낸 뒤 배꼽 아래 부위를 둥글게 문지른다. 남자의 경우 강정 효과를 얻으려면 한 손으로는 음낭을 가볍게 쥐고 다른 한 손으로는 배꼽 아래를 둥글게 문지른다.

허리의 건강과 콩팥

예전에는 젊은 사람이 허리가 아픈 경우가 별로 없었다. 허리가 아프다면 으레 노인들의 전유물처럼 생각했었다. 그런데 요즘에는 이상할 정도로 젊은 층에서 허리가 아프다고 하는 사람들이 많다. 이는 첫째로 주거 환경과 음식의 변화에 큰 원인이 있는 것으로 보여지는데 복잡한 생활로 인한 긴장, 불규칙한 생활 주기, 각종 공해와 인스턴트 음식, 이런 것들이 모든 질병의 근본 원인이 된다.

허리는 우리 몸의 대들보이다. 허리를 다치면 거동을 제대로 할 수 없을 뿐만 아니라 심하면 하반신이 마비되기도 한다. 이처럼 중요한 허리를 튼튼하게 하려면 먼저 허리가 오장육부 가운데 신(콩팥)과 관계가 깊다는 사실을 알아야 한다.

『황제내경』에 보면 허리는 콩팥의 창고라고 되어 있다. 이는 허리에 콩팥이 가까이 있을 뿐만 아니라 콩팥의 성쇠가 허리에 반영되어 나타난다는 의미이다. 따라서 『의학입문』에서는 허리의 병은 여러 가지 원인에 의해 일어나지만, 모든 허리 병은 콩팥의 기능이 떨어지고 나서야 비로소 허리가 아프게 된다고 말하였다.

서양 의학에서도 콩팥은 단순히 비뇨 생식 기능만이 아니라 여러 가지 호르몬의 생산 및 조절에 관여하고, 나아가 칼슘 대사에도 관여함으로써 뼈의 건강과 밀접한 관계가 있음을 말하고 있다. 그러므로 허리를 튼튼히 하려면 먼저 콩팥을 건강하게 해야 한다.

한의학에서는 콩팥 기능이 약해서 생기는 신허 요통과 흔히 '삐끗했다'고 하는 좌섬 요통 등 허리의 병을 10가지로 나눈다.

신허 요통은 허리가 늘 은근히 아프면서 피로하면 더 심해진다. 몸이 무겁고 어지러우며, 간혹 이명이 있기도 하고 이빨도 시큰거리고 무릎에도 힘이 없다. 남자는 몽정이나 성력 감퇴 등이 수반되기도 하며, 여자는 월경 불순 등이 함께 나타난다.

여기서 주의할 점은 신허에도 음양의 구별이 있다는 것이다. 무조건 정력제나 신장을 강화하는 약을 써서는 안된다. 신양허증(신허 중에서도 양기가 모자라서 생기는 증상)은 허리가 시리고 손발도 차며 더운 것을 좋아한다. 반면에 신음허증(신허 중에서도 음기가 모자라서 생기는 증상)은 미열이 나면서 속이 답답하고 열이 치솟는 것 같으면서 빰도 발그스레하고 식은땀을 잘 흘린다.

그런데 이런 구별은 실제로 쉽지 않다. 양기가 모자르다고 해도 양기 자체가 모자른 경우, 음기가 넘쳐서 상대적으로 양기가 모자르는 것처럼 보이는 경우 등 다양하다. 따라서 맥 등 다양한 진찰법을 통한 정확한 진단 없이 섣부르게 치료해서는 안된다.

요즘 건강 식품이라는 미명하에 강정제나 십전대보탕 등이 불법으로 유통되고, 한의사의 진단 없이 아무데서나 판매되고 있는데 이는 매우 위험한 일이다. 음양이 모두 허할 수도 있지만 대개는 그렇지 않다. 반드시 한의사에게 진단을 받아 사용해야 한다.

최근의 임상 보고에 의하면 요통 환자의 90% 정도가 허증이었으며, 그중에서도 신양허(신허 요통 중 양증)가 대부분이었다고 한다. 따라서 신이 허하다고 무조건 육미지황탕이나 십전대보탕을 복용한다는 것은 잘못된 것이다. 육미지황탕은 신음허를 치료하는 약이고, 십전대보탕은 음양이 모두 허한 것을 치료하는 약이기 때문이다.

허리를 튼튼하게 하는 음식

허리가 아픈 증상 중 허리가 삐끗하여 생기는 요통은 초기에 매우 심한 통증으로 구부리지도 못하고 펴지도 못하게 된다. 이 원인은 대개 기의 흐름이 급격히 막히면서 나타나는 것이다. 이 경우에도 원인은 기가 막힌 것이지만 근본 원인은 신이 허하기 때문이다.

식적 요통은 보통 술과 함께 안주 등을 많이 먹고 취한 상태에서 성 관계를 가질 때 잘 발생한다. 이는 술의 습기나 열독이 성 관계를 계기로 신허한 사람의 허리를 침범하기 때문에 발생하는 것이다. 그래서 한의학에서는 술을 먹고는 절대 범방(성교)하지 말라고 경계하는 것이다. 이외에도 풍한습열, 어혈, 담음 등이 모두 요통의 원인이 되는데, 각기 그 원인에 따른 증상과 치료법이 있다.

서양 의학에서는 디스크가 요통의 주요 원인이라고 한다. 디스크란 병명이 아니고 정확히 말하자면 추간판탈출증이라고 하는데, 척추 뼈 사이에 끼어 있는 판(디스크)이 불거져 나와 신경을 누르기 때문에 통증이 오고, 심하면 다리로까지 통증이 퍼져 나가게 된다. 그래서 요즘에는 환자들도 허리만 아프면 디스크 아니냐고 묻는다. 그러나 최근의 연구에 따르면 디스크는 요통의 직접적인 원인은 아니라고 한다.

1993년 미국의 한 통증 센터에서 발표한 자료를 보면, 미국 내에서 디스크 수술 판정을 받은 45만 명 중 오직 3%만이 실제 수술할 필요가 있었으며, 디스크는 요통의 직접 원인이 아니라고 하였다. 실제 디스크로 판정받은 환자들 중 다수가 수술 없이 한의학적 치료에 의해 완치되는 예가 많다.

한의학에서는 디스크 여부에 관계없이 다른 증상과 함께 음양허실을 가려 치료한다. 특히 최근 개발되어 사용되는 약침 역시 디스크를 포함한 요통 치료에 좋은 효과가 있음이 보고되고 있다.

일반적으로 허리를 강하게 하려면 신을 강하게 해야 하고, 신을 강하게 하려 하면 단 것을 먹지 말아야 한다. 한의학의 중요한 이본 중의 하나인 오행 이론에 따르면, 신은 수(물)에 속하여 토(흙)에 의해 제약을 받는다. '토극수'한다(흙으로 물을 막는다)는 것이 바로 이 말이다. 토는 장기로 말하면 비에 속하고 맛으로 말하면 단맛에 해당한다. 따라서 단맛을 너무 많이 섭취하면 비의 기능이 지나치게 항진되어 수인 신의 기능을 제약하게된다. 이를 '감상신' 한다(단맛이 신을 상하게 한다)고 말한다. 그러므로 단맛을 금하는 것이 신을 강화하는 첫번째 조건이다. 사탕이나 과자, 청량 음료, 기타 설탕이 들어간 모든 음식이 포함된다. 음식을 요리할 때도 절대 조미료나 설탕을 넣어서는 안된다. 다소 음식의 맛이 떨어지더라도 천연 양념만을 써서 요리하도록 한다.

다음으로 콩과 콩으로 된 식품(콩나물, 두부, 된장 등)을 많이 먹어야 한다. 콩은 고혈압, 당뇨 등만이 아니라 신 기능을 강화하는 데도 좋은 식품이다. 특히 검은콩이 좋다.

또 해조류는 짠물 속에서 자라는 것으로 수(물)에 해당하는 신을 강화한다. 김, 미역, 다시마는 일년 내내 식탁에서 빼놓지 말고 먹어야 하는 식품이다.

이외에 마늘은 인공 조미료를 대신하여 다량 사용하면 좋다. 단 마늘은 날 것으로 먹는 것보다는 요리 속의 양념으로 섭취하는 것이 좋다. 이외에도 여러 식품이 있으나 정력에 좋다고 음양곽이나 해구신, 자라, 토사자 등만을 먹는 것은 오히려 몸을 해치는 지름길일 뿐이다.

허리띠도 잘 매야 한다

가는 허리는 건강의 상징인가？

한의학의 관점에서 보면 이는 완전히 틀린 말이다. 허리는 적당히 들어가야지 무조건 가늘다고 좋은 것은 아니다.

예로 씨름 선수를 보자. 한결같이 허리가 굵다. 물론 이들의 허리를 잘 보면 단지 배가 나온 것이 아니라 전체적으로 허리를 감싸고 둥글게 나와 있다. 권투의 경우도 체급이 올라가면 갈수록(파괴력이 강할수록) 허리 가는 선수는 없다. 기본적으로 많은 힘을 쓰려면 허리가 적당히 굵어야 하기 때문이다.

농사가 기본이던 시대에는 거의 허리를 굽히고 일을 하기 때문에 허리가 가늘면 힘을 쓸 수 없었다. 놀이도 직접 자기 몸을 움직이면서 여럿이 어울려 노는 방식이었기 때문에 그만큼 많은 힘이 필요했다. 그래서 옛날에는 건강과 힘, 나아가 아름다움의 기준도 자연히 가는 허리가 아니고 적당히 굵은 허리였다.

그러나 시대가 바뀌면서 기본 산업도 농업에서 공업으로 바뀌고 사무직이나 서비스업이 발달하면서, 서거나 앉아서 일하여 상대적으로 큰 힘을 필요로 하지 않는 시대가 되었다. 그리고 놀이도 힘이 덜 드는 놀이, 함께 하는 놀이가 아니라 개인적인 놀이가 일반화되었다. 따라서 허리는 굳이 굵을 필요가 없게 되고 자연히 아름다움의 기준도 가는 허리로 바뀌었다. 그러나 아름다움과는 달리 건강과 힘의 기준은 가는 허리로 바뀌지 않았음에도 일반인들은 가는 허리가 마치 건강한 것처럼 오해를 한다.

더욱이 체질에 따라 소음인을 제외하고는 모든 체질이 원래 허리가 약간 나온 듯하게 되어 있다. 특히 태음인과 소양인은 배가 더 나와 있다. 따라서 체질에 관계없이 허리를 집어넣으려는 노력은 건강을 해치는 결과만 가져올 뿐이다. 여성들은 허리를 꼭 졸라매어 될수록 가늘게 보이고자 노력한다. 그러나 이는 건강에 해롭다. 먼저 소화 장애가 유발되며 허리의 통증도 생길 수 있고 배변에도 문제를 일으킨다. 기분도 상쾌해질 리 없다. 왜 나쁜지 구체적으로 알아보자.

허리를 묶어서 하복이 내려가지 않도록 해주는 띠를 혁대라고 하는데, 바로 이 부위에 흐르는 경락이 대맥이다. 대맥의 역할은 허리띠와 똑같다. 곧 몸의 위아래로 흐르는 경락이 12개나 되는데, 이들 경락을 잘 묶어서 혼란이 없도록 해주는 것이다. 따라서 대맥이 잘 운영되어야 인체의 모든 경락도 잘 흐른다고 볼 수 있다.

그런데 이 대맥을 꼭 묶어 버리면 그 작용을 원활히 할 수 없게 된다. 따라서 허리띠는 하복이 내려가지 않을 정도로만 묶어 주어야 하며, 집안에서 있거나 편한 자리에서는 더 여유 있게 해줄 필요가 있다.

또한 대맥은 척추와 비뇨 생식기 질환에 중요한 역할을 한다. 배가 더부룩하면서 마치 물 속에 앉아 있는 것같이 허리가 차고 무거운 사람은 이 대맥을 치료해야 한다.

최근에 속칭 '삐삐'라고 하는 무선호출기가 급속히 보급되고 있는데 대부분 허리띠에 차고 다닌다. 한의학에서 보면 대맥이 흐르는 곳에 차고 있는 셈이다. 또 대맥에는 이 경락의 이름과 똑같은 이름의 대맥이라는 침자리가 있는데, 묘하게도 대부분 '삐삐'를 매는 자리가 바로 이 대맥혈에 해당한다. 그러므로 대맥에 전자파가 와서 기의 흐름을 혼란시키면 대맥의 작용도 흐트러지게 되며, 나아가 인체의 모든 경락에도 영향을 줄 수 있다. 따라서 '삐삐'를 허리에 차면 허리에도 나쁘고, 생식기에도 나쁘고, 몸 전체에 결코 좋은 작용을 주지 않는다. 윗도리나 바지 주머니, 가방 등에 넣고 다니는 것이 바람직하다.

상쾌한 하루의 시작

　의외로 많은 사람들이 배변 문제로 고통받고 있다. 건강 식품은 물론이고 약 광고에서도 변비약이 대부분을 차지하고 있다. 대변은 우리가 먹은 음식물이 소화되고 남은 찌꺼기로서 어찌 보면 변비는 자업자득이라는 측면이 있다. 왜냐하면 내가 먹은 것 때문에 내가 고통받기 때문이다. 또 변비는 직립 보행을 하는 인간에게 나타나는 증상이므로 자업자득이라는 측면이 더욱 강하다. 건강하게 살기 위해 먹고 마시지만, 살기 위해 영양분을 만드는 과정이 곧 독을 만들어 내는 과정과 동시에 진행되고 있는 것이다.

　변비가 되면 아랫배가 더부룩하면서 아프고, 나아가 대장 내에 쌓인 노폐물로 인해 머리가 무겁거나 어지럽고, 심하면 두통이나 귀울음증(이명), 소화불량, 입냄새(구취), 각종 피부 질환, 탈항, 치질을 일으킬 수 있다. 또한 장기적인 변비는 담석증이나 심장 질환, 뇌혈관 장애, 심지어는 대장암도 유발할 수 있다. 따라서 고혈압이나 동맥 경화 등 순환기 계통의 질환이나 기관지 질환을 앓고 있는 사람은 특히 변비에 주의를 기울여야 한다.

변비도 문제이지만 만성적인 설사는 더 큰 고통이다. 하루에도 서너 번씩 화장실을 다녀야 하는 어려움도 있지만, 체중이 급속히 줄어드는 등 생명에도 위험이 된다.

이처럼 배변이 중요하기 때문에 한나라 때의 왕충은 『논형論衡』이라는 책에서 "오래 살고자 한다면 장 속이 늘 깨끗해야 하며, 죽지 않고자 한다면 장에 찌꺼기가 없어야 한다"고 말하고 있다.

배변을 잘 하려면 먼저 음식을 조절해야 한다.

위에서도 말한 바와 같이 내가 먹은 것 때문에 내가 고생하게 되는 것이 변비이기 때문이다. 일반적으로 육류를 줄이고 채소와 과일을 많이 먹도록 한다. 김치나 나물 등 우리의 전통 음식은 이런 면에서도 매우 좋은 음식이다. 특히 피자, 햄버거 등 외래 음식은 지나친 가공(부드럽게 하기 위해 잘게 부수고 각종 첨가물을 넣는다)과 육류의 사용, 기름 등으로 인해 배변에 방해를 준다. 또한 맵고 뜨거운 음식이 다 나쁘고 기름기가 많은 음식도 나쁘다.

두번째로는 좋은 배변 습관을 들여야 한다.

대개 아침 식사 전후의 일정한 시간을 정하여 변을 보도록 노력해야 한다. 그러나 변이 마려울 때 억지로 참거나 반대로 나오지 않는 것을 억지로 누려 해도 나쁘다.

셋째, 복부 마사지를 해준다.

자기 전과 깨어나서 바로 두 손바닥을 비벼 열이 나면 오른손바닥은 배에 대고 오른손등 위에는 왼손 바닥을 올려 놓는다. 가볍게 힘을 주어 왼쪽에서 오른쪽으로 둥글게 원을 그리며 15회 정도 돌려준다. 배를 세 부분으로 나누어 상중하 각각 15회씩 해준다. 이렇게 하고 난 후 명치끝에서 아랫배까지 수직으로 위에서 아래로 20번 밀어 내린다. 마사지를 하기 전에 소변을 미리 보는 것이 좋으며 긴장을 풀고 잡념을 없애며 누를 때 너무 강하게 하지 않도록 한다.

넷째, 변비약을 남용하지 말아야 한다.

변비도 다른 병과 마찬가지로 허증과 실증이 있다. 곧 대장의 기능이 약해져서 안 나오는 경우와 꽉 막혀서 안 나오는 경우의 치료법이 다르므로, 아무 약이나 남용하다가는 오히려 대장의 기능을 버리게 된다.

아침에 일어나서 냉수를 마시는 것은 체질에 따라 효과가 다르다. 아침의 냉수 한잔보다는 좀 일찍 일어나 산책을 하면 냉수

이상의 효과를 볼 수 있다.

다섯번째 한의학에서는 폐와 대장이 서로 통한다고 말한다. 따라서 배변에 문제가 있는 사람은 흡연을 금해야 한다. 건강한 사람일 경우에 한 대의 담배가 배변을 촉진하는 효과가 없는 것은 아니나, 장기적으로는 대장의 기능을 떨어뜨리는 역할을 하므로 당연히 금연을 해야 한다.

소변을 위한 양생

먹는 것이 중요한 만큼 몸 밖으로 내보내는 대소변도 중요하다. 쉽게 말해서 먹고 내보내는 것만 잘되면 건강은 보장된 셈이다. 병이 걸렸을 때도 대소변이 막히면 대부분 위급한 상황으로 본다.

최근 뇨요법이 유행하여 소변이 큰 관심사가 된 적이 있다. 오줌은 심장과 폐를 윤택하게 해주고, 정신 질환에도 효과가 있으며, 어혈이나 해수를 치료하고, 눈을 밝게 하며, 목소리를 잘 나오게 하고, 피부도 곱게 만드는 등 예로부터 여러 가지 효과들이 알려져 왔다. 오줌 중에서도 어린 남자아이(사춘기 이전의 건강한 남자)의 오줌이 가장 좋다고 한다.

그러나 오줌은 그 성질이 차다. 그러므로 몸이 찬 사람, 체질적으로 소화가 잘 안되는 사람 등은 함부로 오줌을 먹어서는 안된다. 또한 뇨 성분에 이상이 있는 환자는 주의해야 한다.

아직 오줌을 그냥 먹어도 되는지에 대한 연구가 본격적으로 이루어진 것은 아니나 앞으로 개발의 여지가 많다고 본다. 『동의보감』에는 소변을 이용하여 인중백人中白, 혹은 추석秋石을 만드는 법과 사용법이 나와 있다. 즉 오줌을 많이 받아 일정하게 처리를 하면 흰 성분이 남는다. 이것은 만병을 물리치고 골수를 보강해 주고 정과 혈을 도우며 마음도 맑고 활기 차게 만든다고 한다. 나아가 음양의 기를 모두 보충해 주므로 더없이 좋은 약으로 소개되고 있는 것이다.

이 추석은 서양 과학으로 보자면 대개 칼슘 성분이 주가 되고 약간의 미네랄 등으로 구성되는데, 이 칼슘은 인체에 바로 흡수될 수 있는 구조를 갖고 있다. 그렇다면 오줌이 골수를 보강해 주고 정과 혈을 돕는다는 말은 서양 과학으로도 타당성이 있게 된다. 다만 임상에서 활용할 수 있도록 오줌의 처리 과정이 중요하다.

오줌과 관련하여 중국 북송 때의 시인인 소동파는 오래 살려면 소변이 맑아야 하고, 오래도록 활기 차게 살려면 소변이 깨끗해야 한다고 말한 적이 있다(『양생잡기』).

소변은 우리 몸의 신진 대사가 잘 이루어지고 있다는 표현이므로 소변이 맑고 깨끗해야 장수할 수 있다는 것이다. 소변의 색이 노랗거나 탁하면 몸의 어딘가에 이상이 있다는 증거이다.

또한 소변은 첫 시작에서 끝날 때까지 힘있고 굵게 나와서 시원해야 한다. 특히 끝날 때 깨끗하게 마무리되어야지 몇 방울씩 계속 나온다면 큰 병은 없더라도 그 사람을 활기차다고 할 수는 없다.

건강한 어린아이가 소변을 보다가는 갑자기 뚝 끊었다가 다시 힘차게 내보내는 장난을 자주 하곤 한다. 이것은 배뇨를 중간에 억지로 멈춤으로써 생기는 쾌감을 즐기려는 의도가 있다. 이런 장난은 나쁜 것이 아니며, 오히려 몸이 매우 건강하기 때문에 할 수 있는 장난이다. 성인들도 소변을 볼 때 소변 보는 전체 시간 중에 2/3쯤 지났을 때 갑자기 멈추었다가 다시 내보내는 훈련을 하는 것이 좋다. 배뇨력이 강해지며 성 기능 증강에도 도움이 된다.

소변을 맑고 깨끗이 하려면 첫째 음식 조절이 중요하다. 과식하지 말고 담백한 맛을 즐기며, 식사 중이나 식후 곧바로 물을 먹지 말며, 물을 마실 때는 아무 때나 먹지 말고 목이 말라야 먹도록 한다.

둘째 소변을 볼 때는 숨을 들이마시고 항문에 힘을 준 뒤에 배뇨하기 시작한다. 또 오줌을 오래 참지 않도록 한다. 반대로 별로 마렵지 않을 때 억지로 소변을 보면 나쁘다.

셋째, 배가 고플 때는 소변을 앉아서 보고 배가 부르면 일어서서 본다(『천금요방』). 낮에도 그렇지만 특히 밤에 소변을 볼 때는 고개를 숙이거나 눈을 감지 말고 얼굴을 들고 눈을 뜨고 있어야 한다. 소위 배뇨성 졸도가 있을 수 있다.

신 기능이 약하다고 하는데(1)

신腎이라고 하면 보통 정력을 먼저 떠올린다. 한자 사전에도
보면 신은 콩팥만이 아니라 생식기도 지칭하는 것으로 나와 있
다. 분명히 신은 정력과 관계가 깊다.

신 기능이 약해지면 남자들은 발기 장애가 생기면서 소변이
잦게 되고 성욕도 감퇴된다. 유정이나 활정(생각하지도 않았는
데 정액이 힘없이 나오는 것)이 되기도 한다. 여성의 경우에는
불임증에 걸리기도 하며 냉이 많아진다.

반면에 신 기능이 왕성한 사람은 보기부터가 매우 '정력적'이
다. 매사에 자신감이 있고 힘이 넘친다. 정력과 더불어 소변과
관계된 작용도 신에 의존한다. 배뇨 장애나 소변 자체의 이상,

각종 비뇨기 염증 등 신이 부족하여 나타나는 병증은 다양하다. 일반적으로도 소변이 잦은 사람을 두고 정력이 강하다고는 하지 않을 것이다.

그러나 신의 역할은 정력이나 소변에만 한정되지 않는다. 『황제내경』에서는 신 기능의 발달에 따른 인체의 성장과 노쇠에 대하여 자세하게 언급하고 있다. 사람이 태어나는 것부터 신의 정精 때문이요, 사춘기의 시작이 그러하고 여성의 폐경이 그러하듯이 분명 신 기능은 인체의 발달과 밀접한 관계가 있다. 생식 작용으로 다음 세대를 이어갈 수 있는 것도 신의 기능 덕분이다. 『황제내경』에서도 언급한 것처럼 신이 주관하는 치아, 뼈, 털 등은 오늘날에도 인체의 성장과 노쇠를 판단하는 주요 표지로 이용되고 있다.

최근에는 노화의 원인으로 신 기능의 쇠퇴를 말하기도 한다. 사람이 왜 늙는가 하는 문제는, 나이가 많아지니까 당연히 늙는다고 볼 수도 있지만 의학적으로 따지자면 매우 어려운 문제이다. 더욱이 늙지 않고 오래 살 수 있는 방법을 찾아내기는 더욱 어려운 문제이다.

한의학에서는 노화의 원인을 일차적으로는 비위(주로 소화기) 기능과 함께 신 기능의 쇠퇴에서 찾는다. 최근의 국내외 연구에 의하면 한의학에서 말하는 신 기능은 내분비 및 면역 기능과 매우 밀집한 연관이 있음이 밝혀지고 있다. 한때 국내에서도 면역 기능을 담당하는 세포나 내분비 물질에 대해 많은 관심이 촉발된 적이 있었는데, 이런 점에서 보면 한의학은 벌써 오래 전부터 내분비나 면역에 대한 연구와 임상을 실천해 오고 있었던 셈이다.

일상 생활에서도 쉽게 접할 수 있는 것이 바로 '보신'한다는 말이다. 보통은 정력을 돋구는 정도로 이해하지만 바로 이렇게 함으로써 인체의 면역 기능과 내분비의 정상적 분비를 촉진하고, 결과적으로 노화 방지에 도움을 주는 것이다. 이것이 바로 '몸 보신'이라는 것으로 이미 오래전부터 우리가 실천해 오던 일상 생활의 하나이며, 한의학은 이를 더욱 과학적으로 체계화하여 임상에 활용하는 것에 불과한 것이다.

일상적으로 먹는 음식들 가운데 소위 정력에 좋은 것은 뱀장어나 미꾸라지, 굴, 새우, 개고기 등이 있고 야채로는 연근(쪄서 먹어야 한다)이나 호박씨, 양파, 마늘 등이 있다. 그러나 모든 것이 그러하듯 지나치면 모자르는 것만 못하다. 골고루 영양을 섭취하는 것이 좋다.

대표적인 약재로는 녹용, 육종용, 두충, 오미자, 복분자, 음양곽, 해구신, 산수유, 구기자 등이 있다. 그런데 이들 약재들 중에서 하나만 선택하여 차처럼 복용해도 무방하지만, 한의사와 상의하여 자신의 체질에 맞는 약을 복용하는 것이 좋다. 주의할 점은 정력만 보충하다 보면 몸 전체의 균형이 깨어져 오히려 손해를 보게 된다는 것이다. 몸 전체의 건강이 결과적으로 정력을 높이는 것이니만큼 균형 있는 건강 관리가 우선한다는 것을 명심해야 한다.

신 기능이 약하다고 하는데(2)

신의 역할 중에서 가장 중요한 것은 물론 성장과 생식이지만, 또 하나 중요한 것은 뼈와 근육을 튼튼하게 해주는 역할이다. 신 기능이 약하면 뼈나 관절 부위의 질환이 많다. 그래서 옛날부터 신은 "강(强)함을 만드는 기관"이라고 불려 왔다. 발목을 자주 삐거나 별 이유도 없이 허리가 아픈 사람들 중에는 신 기능이 약한 경우가 많다. 기질적인 질환이기는 하지만 허리 디스크 환자 중에도 신이 약한 사람이 많은데, 이는 신이 약하여 뼈가 약해져 있는 상태에서 허리에 무리가 생겼기 때문이다. 신이 약하여 요통이 있을 때에는 진단상으로 거의 아무런 이상이 없기가 쉽다. 이런 경우에도 한의학으로 효과적인 치료가 가능하다.

한편 신은 귀나 치아와도 관계가 있다. 이명이라고 하여 귀에서 소리가 나는 경우에 일반적으로는 신경성이라고 하지만, 기질적인 이상이 있는 경우가 아니면 대개는 신 기능과 관계가 깊다. 치아가 손상되는 것도 신 기능의 쇠퇴가 일차적인 원인이다. 한의학적인 관점에서 보았을 때, 달콤한 음식이나 치아 사이의 부패한 음식 찌꺼기는 치아를 상하게 하는 외적 조건에 불과한 것이다.

또 신은 정신 기능과도 관계가 깊다. 특히 공포나 불안감은 모두 신 기능에서 유래한다. 극도의 공포나 불안감에서 자신도 모르게 소변을 보는 경우는 바로 이러한 연관을 잘 보여준다.

정신 기능과 연관하여 주목할 만한 것은, 신 기능이 왕성하면 사고력도 높아진다는 점이다. 특히 지혜는 오장 육부 중에서 신과 관계가 깊다. 『황제내경』에 의하면 앞일을 이리저리 생각하여 의문이 생겼을 때 사물을 분별하여 마땅히 있어야 할 바를 정하는 것이 지혜인데, 이를 주관하는 것이 신이다.

신은 곧 지혜와 창조력을 주관한다. 그래서 신은 "기교가 나오는 곳"으로도 말해진다. 그러므로 아직 신 기능이 왕성한 젊은 나이일지라도 입시를 앞둔 학생들에게는 특히 신 기능의 보전과 보충은 매우 중요하다. 왜냐하면 신이 약하면 건망, 어지럼 등의 증상이 나타나므로 학습에 방해가 되기 때문이다. 머리가 좋아지는 약을 따로 팔기도 하지만, 근본적으로는 신 기능이 지혜의 근원임을 알게 된다면 본인 스스로 정력을 자제하는 것이 바람직하다. 필요하다면 가까운 한의원에서 전문적인 진단을 받고 생활상의 주의 사항과 함께 한약을 복용해야 할 것이다.

이외에 들이마시는 숨도 신의 작용에 뿌리를 둔다. 그래서 신이 약하면 호흡이 얕아지고 숨이 가빠지며 들이마시는 숨보다 내쉬는 숨이 더 많아진다. 또 소화 기능에도 작용하여 신이 약해지면 설사가 잦으면서 배변이 불규칙해진다. 흔히 과민성 대장 증후군이라고 하는 경우에도 신이 약한 사람이 많다. 새벽만 되면 설사를 한다고 하여 '신설', 또는 '오경설'이라고 부르는 것도 결국 신 기능의 허약이 원인이다.

이와 같은 모든 경우에 한의학적으로 신을 보충하는 방법은 매우 효과가 좋다. 단순히 정력만이 아니라 신의 다양한 기능을 활성화시키는 방향으로 한약을 복용하는 것이 바람직하다. 신 기능이 약하다고 하면 보통 육미지황탕이나 팔미지황탕에 여러 가지 약재를 더하여 처방하게 된다. 구체적인 것은 가까운 한의원에서 문의하면 좀더 전문적인 정보를 얻을 수 있다.

신은 생명력의 근원이다. 그러므로 청소년기에는 정력을 함부로 낭비하지 말아야 하며, 청장년기에는 올바른 남녀 관계로 신 기능을 보존하며, 노년기에는 부족한 신 기능을 보충하도록 노력해야 한다. 말초적인 만족을 위해서가 아니라 활기 찬 삶의 충족을 위해서 '보신'에 힘써야 하는 것이다.

건강한 근육

보통 근육을 함께 말하지만 한의학에서는 근筋과 육肉을 나누어 본다. '근'은 우리말로 하자면 힘줄에 해당하며, '육'은 말 그대로 살을 가리킨다. 이것을 나누는 이유는 근의 병과 육의 병이 각각 원인이 다르고, 이에 따른 치료법도 다르기 때문이다.

『황제내경』을 보면 근은 간에 속한 것이며 육은 비위에 속한 것이라고 말한다. 따라서 근에 생긴 병은 간을 중심으로 치료해야 하고, 육에 생긴 병은 비위를 중심으로 치료해야 한다.

근의 병 중 흔히 접할 수 있는 것은 경련으로, 소위 "쥐가 났다"고 하는 증상이 있다. 무리하게 운동을 하거나 오래 걷거나 하여 잘 생기는데, 가벼운 경우는 발을 밖으로 쭉 펴고 발가락은 안쪽으로 당기면 잘 풀어진다.

쥐가 나는 것은 공급되는 혈액이나 진액이 부족하여 일시적으로 경련이 오기 때문인데, 바로 이 혈액의 공급을 간이 맡고 있다. 또 서양 의학에서 표재성 정맥류라고 하여 다리에 가는 핏줄이 드러나 지렁이처럼 보여 고통을 받는 경우도 역시 근의 병이며, 따라서 간을 치료하게 된다. 이는 간에 화火가 많아 피가 부족해져서 생긴 병이기 때문이다. 이를 한의학에서 근류筋瘤라고 이름 붙이고, 치료 역시 간을 위주로 하는 이유가 바로 여기에 있다. 근육이 뒤틀리고 수축되거나 늘어나면서 손발을 잘 놀리지 못하게 되는 여러가지 질병이 모두 간의 병에 속한다.

반면에 육의 병은 주로 살이 쪘는가 말랐는가의 문제와 연관된다. 살이 찌려면 비위의 기능이 좋아야 한다. 비위는 단순히 소화만이 아니라 소화된 영양분을 곳곳으로 운반하는 기능과 수액의 대사 역할도 담당한다. 따라서 비위의 기능은 살이 찌고 마르는 데 가장 중요한 역할을 한다.

비정상적으로 살이 찌는 이유는 혈액은 충분하지만 기가 허하기 때문이며, 거꾸로 기는 넘쳐도 혈액이 부족하면 마르게 된다. 이런 경우에는 기와 혈의 조화를 맞추어 주는 치료를 해야 한다. 그렇게 하지 않고 무조건 살만 빠지게 하거나 찌게 하려고 해서는 별 효과를 거둘 수 없다.

근과 육, 근육을 잘 보존하려면 먼저 올바른 식생활을 하면서 때로 온천욕을 하는 것이 좋은데, 다만 습기로 인해 병이 생긴 사람에게는 나쁘다.

근육 경련이 잦은 사람은 율무죽을 자주 먹으면 좋다. 두충이나 오가피, 모과 등이 모두 근골을 튼튼히 하는 데 좋은 약이다. 차나 술을 담아 먹으면 좋은데 치료를 목적으로 과용하지 말고 평소의 건강식으로 즐기는 것이 바람직하다.

마른 사람은 검은콩가루나 부추, 양고기 등을 자주 먹는 것이 좋고, 살찐 사람은 녹차나 상지차(재래종 뽕나무 가지로 만든 차)를 먹으면 도움이 된다. 다만 체질이나 그 사람의 병에 따라 해로울 수도 있으므로 한의사에게 상의한 뒤에 먹는 것이 바람직하다.

발의 건강

사람은 모든 포유류 중에서 가장 오래 사는 동물이다. 사람이 오래 살 수 있게 된 이유는 무엇일까? 아마도 그 원인 중의 하나는 인간이 두 다리로 걸어다닐 수 있다는 점일 것이다. 두 다리로 서게 됨으로써 자유로워진 두 손으로 도구를 만들어 쓰게 되었다. 그리고 이런 과정에서 두뇌가 발전하여 장수를 누리기 위한 조건을 하나하나 만들어 왔기 때문이다.

그러나 다른 한편 인류를 굳건히 지탱해 온 다리는 요통을 비롯하여 각종 관절의 통증 역시 가져왔다. 따라서 의학자들은 다리에 대해 많은 연구를 해 왔다.

다리를 잘 관리하려면 첫째 무리한 부담을 주지 말아야 한다.

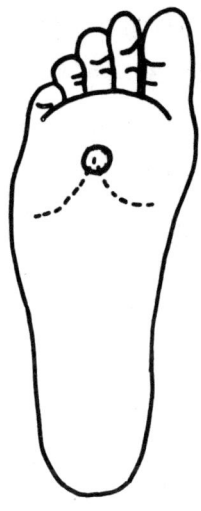

용천혈 : 출산할 때 아기가 잘 나오지 않으면 여기를 굵은 침으로 찌른다고 되어 있다. 거의 모든 질환에 쓰일 만큼 용도가 다양하다. 인체의 근원이 되는 신腎 경락이 시작되는 곳이므로 더욱 중요하다. 발을 깨끗이 씻고 틈나는 대로 자주 문질러 주면 좋다.

오래 걷거나 무거운 것을 들거나 불편한 자세로 오래 있지 말아야 한다. 자신의 체중도 다리에 큰 부담이 된다. 몸이 무거워지면 몸의 무게만이 아니라 몸 안에 쌓인 비습한 기운이 다리의 병을 유발하게 되므로 더욱 나쁘다.

둘째로 매일 빌을 닦아야 한다. 단지 깨끗하게 하기 위해서만

이 아니라 발을 씻는 것은 혈액 순환에도 도움이 되며, 피로 회복에도 좋고 심장이나 신장, 수면에도 모두 좋다. 발을 씻을 때는 잠자기 전 약 40도 정도의 뜨끈한 물에 두 손으로 양다리를 마사지하듯이 잘 비벼 주면서 20분 정도 닦는다. 겨울에는 감초 다린 물로 닦아 주면 동상을 예방하며 미나리 다린 물은 심장 질환 일반에 좋다.

셋째는 발바닥을 안마한다. 특히 용천혈이라는 곳을 잘 비벼 준다. 용천혈은 발가락을 오므렸을 때 발바닥 가운데의 앞쪽, 오목하게 들어가는 곳으로 족소음신경이라는 경락이 시작되는 중요한 혈이다. 이 혈은 두통, 각혈, 심계항진, 정신병, 구토, 설사, 고혈압 등 매우 많은 치료 작용이 있다. 편안하게 앉아서 한 손으로 발가락을 쥐고 다른 손으로 용천혈을 중심으로 발바닥을 문질러서(50-100회 정도) 열이 나면 효과가 있는 것이다. 반대쪽 다리도 마찬가지로 문지른다. 요즘에는 자동으로 안마하는 기계도 있는데, 손보다 효과는 다소 떨어지지만 그래도 바람직하다고 할 수 있다.

넷째는 늘 발을 따뜻하게 해야 한다. 한 연구에 따르면 발이 차면 호흡기의 온도가 낮아지며 저항력도 떨어진다고 한다. 감기와 기침, 비염 및 심장 질환의 예방과 치료를 위해 발은 늘 따뜻하게 해야 한다.

발이 잘 삐면

발이 삐는 것을 염좌捻挫라고 한다. 비틀려 꺾였다는 말이다. 이는 뼈가 부러지거나 관절에서 벗어난 것과는 달리 뼈를 이어 주는 힘줄(인대)이 늘어나거나 위축되어 간혹 출혈이 되기도 하는 것이다. 이를 한의학에서는 기가 갑자기 꼭 막혔다, 혹은 어혈이 생겼다고 한다. 기가 막힌 것이므로 이 때는 침으로 치료하면 곧바로 효과가 있다. 대개 침을 맞는 즉시 효과가 있으며, 심한 경우에는 부항을 떠서 나쁜 피를 빼 주기도 한다. 가벼운 경우는 그냥 놔둬도 잘 낫는데, 간혹 치료를 하지 않고 계속 무리한 힘을 가해서 염증이 생기기도 한다. 그러면 치료하기도 어렵고 시간도 오래 걸린다. 그러므로 가벼운 염좌라도 가능하면 침을 맞는 것이 좋다. 염좌는 발목이 가장 많지만 목, 어깨, 손목이나 손가락 등에도 잘 생긴다.

발이 삐었을 때 일반적으로 가장 많이 하는 것은 파스를 붙이는 것이다. 그러나 파스에도 열을 내리는 것이 있고 반대로 열을 올리는 것이 있으므로 아무것이나 사용해서는 안된다. 대개 초기에는(1-3일 정도) 열이 나므로 열을 내리는 종류를 써야 하며 (혹은 찬물 찜질), 그후로는 따뜻한 찜질을 해주는 것이 좋다. 부득이 일을 해야 하거나 걸어야 할 경우가 아니면 압박 붕대나 석고 고정은 하지 않는 것이 좋다. 가뜩이나 막힌 기와 혈의 유통을 방해하기 때문이다. 침을 맞고 안정을 취하면서 잘 때는 아픈 부위를 약간 올려 놓는다.

실제 임상 경험에 의하면 삔 데에 어떤 파스나 연고보다 효과 있는 것이 바로 밥이다. 이는 민간 요법으로 사용되는 것인데, 밥을 다친 부위의 크기에 따라 적당한 양을 덜어 천일염을 넣고 뭉갠다. 소금의 양은 먹어 보면 짜겠다 싶을 만큼(주먹 덩이의 밥이라면 한 숟갈 정도) 넣는다. 잘 짓이겨서 떡처럼 되면 상처 부위에 두툼하게 바르고(0.5-1cm 두께), 그 위에 가제나 비닐 랩을 씌운 뒤에 하룻밤을 보낸다. 다음날 떼어 내고 씻으면 되는데, 다른 어떤 연고나 파스보다 월등한 효과가 있다. 붓기가 잘 빠지며 통증도 완화된다. 손목 등 다른 부위의 염좌도 마찬가지로 붙이면 효과가 좋다.

유난히 발이 자주 삐는 사람이 있는데, 이는 그 사람의 근골이 약하기 때문이며 염좌가 되었을 때 완전히 치료를 하지 않아 재발되는 경우가 대부분이다. 보통 침 치료를 하고 밥을 뭉개서 붙이면 2-3일, 심하면 1주일 이내에 완치되지만 그후로도 조심해야 한다. 등산이나 운동 등은 완치 후에도 3-4일 동안 하지 않는 것이 좋다. 특히 겨울에는 날이 추워 관절이 굳어 있기 쉬우므로 충분한 예비 운동을 해야 한다.

무릎의 염좌는 때로 수종으로 발전하기도 하므로 더욱 조심해야 한다. 근골을 튼튼히 하려면 단맛을 금하고 자극성 있는 음식을 피해야 한다.

무좀, 사마귀, 티눈 등의 관리

무좀은 문명이 가져온 질병 중의 하나이다. 맨발 혹은 짚신 등을 신고 다니던 때에는 무좀이 별로 없었다. 이런 증상의 부분부분에 대해서는 고대부터 나오지만, 분명하게 무좀을 지적한 것은 명나라 때의 저작인 『제음강목』으로 각선이라고 불렀다.

몹시 가렵고 물집 같은 구진이 생겨서 긁으면 헤지고 악취가 나므로 취전라臭田螺라고도 한다. 이 밖에도 여러 가지 이름이 있는데, 보통 한의학에서는 무좀을 각선脚癬 또는 족선足癬이라고 한다. 이는 무좀이 주로 발에 많이 발생하기 때문에 붙은 이름이다. 아무튼 무좀은 문명의 발달과 함께 운동화나 구두 같은 것을 신음으로써 운명적으로 생기기 시작한 병이다.

무좀은 나쁜 습기와 열기가 몸 안에 생겨 하체에 머물고 있을 때 외부의 나쁜 기운이 피부에 침범하여 생긴다. 대개 여름에 발생하여 겨울과 봄에는 다소 완화되며, 습기가 많은 곳에서 일하거나 신발이 불결하거나 발에 땀이 많이 날 때 잘 생기며 어린이보다는 어른에게 많이 생긴다. 몸 안의 장기로는 주로 비와 위가 문제로 된다. 무좀이 뚱뚱한 사람에게 많이 발생하는 것도 이들이 대개 비위의 기능이 떨어져 있음에도, 과식이나 잘못된 식생활로 습열이 많기 때문이다. 서양 의학에서는 무좀을 백선균증이라고 한다. 이는 곰팡이의 일종인 백선균이 무좀의 원인이 라고 보기 때문이다.

무좀은 발생 부위나 무좀의 형태에 따라서 나누기도 하는데 발가락 사이, 손톱이나 발톱, 사타구니나 음부(칸디다증), 심지어는 머리에까지 생긴다. 기계충이라고 하는 것이 바로 이것이다. 형태도 작은 물집이나 고름집이 생기는 경우, 주로 셋째와 넷째 발가락 사이가 짓무르면서 매우 가렵고 희게 되고 벗겨지면서 갈라지는 경우(냄새도 심하다), 각질이 생겨 피부가 두터워지고 심하면 피가 나는 경우 등이 있다.

치료에서 가장 중요한 점은 첫째가 예방이다. 한번 걸리면 좀처럼 낫기 어려운 것이 무좀이다.

둘째, 무좀이 생긴 이후에는 함부로 치료하지 말라는 것이다. 흔히 환자 자신의 판단으로 주위 사람의 권고나 광고에서 본 약을 구하여 자가 치료하려는 경향이 있는데, 바로 이런 점이 무좀 치료를 어렵게 한다. 소위 민간 요법이라는 것도 반드시 한의사나 피부과 전문의에게 문의한 이후에 사용해야 한다.

셋째는 호전되었다고 치료를 중단하지 말고 꾸준히 완치될 때까지 치료해야 한다는 것이다. 무좀은 재발되기 쉽고 그때마다 병은 점점 치료하기 어려워진다.

넷째는 약물 등의 치료만이 아니라 생활 습관을 개선해야 한다. 발은 될수록 자주 신발과 양말을 벗어서 바람을 통하게 해주고, 내복은 순면으로 된 것을 입되 헐렁하게 입어야 한다. 특히 여성은 팬티 스타킹이나 코르셋이 나쁘다. 이러한 주의를 잘 지키면서 한의학적 치료를 꾸준히 받는다면 무좀은 결코 불치의 병만은 아닐 것이다.

피부는 오장육부의 건강과 직결되어 있다

피부는 우리 몸과 외부를 구분짓는 경계이다. 곧 외부의 좋고 나쁜 모든 기운은 피부를 통해서 우리 몸에 영향을 미치고, 우리 몸은 피부를 통해서 외부에 적응하는 것이다. 그러므로 우리 몸 중 중요하지 않은 곳이 한 곳도 없지만, 특히 피부는 몸의 안과 밖을 이어주는 매우 중요한 장치라고 할 수 있다.

예를 들어 음이온 등을 포함한 외부의 좋은 공기와 햇빛을 피부로 받아들이며 수분도 받아들인다. 달빛도 받아들인다. 달빛을 피부에 쪼이면 음 기운을 만들게 된다. 반면에 몸 안의 나쁜 것은 내보낸다. 피부 호흡이 그렇고 땀이 그렇다. 피부는 몸의 안과 밖 사이에 일어나는 모든 대사 관계를 표현해 주는 것이다.

그러므로 피부가 건강한 사람은 몸도 건강하며, 몸이 건강한 사람은 당연히 피부가 아름답다. 서양 과학에서는 피부를 따로 떼어 생각하지만, 이는 나무를 보고 숲을 보지 못하는 우를 범하는 것이다. 피부는 우리 몸의 오장육부 모두와 관계가 있으며, 나아가 정신 작용과도 곧바로 연결되어 있기 때문이다.

피부는 기가 흐르는 경락의 한 부분이기도 하다. 피부 위로 중요한 경락들이 흐르며, 손맥과 낙맥이라는 경락은 피부의 맨 바깥쪽과 안쪽을 흐르면서 몸 안과 밖을 긴밀하게 연락한다.

피부는 주리라고도 하는데 주리는 현부, 한공(땀구멍), 모공(털이 나 있는 구멍), 기공(기가 드나드는 구멍) 등 다양한 이름으로 불린다. 이런 말들은 모두 피부의 기능을 설명하고 있다.

『황제내경』에는 "폐와 긴밀한 연관을 갖는 것으로 배합된 것은 피부이며, 폐의 성쇠가 잘 나타나는 곳은 털이다"고 하였다. 털도 피부에 나 있는 것이므로 결국 피부의 건강을 일차적으로 책임지고 있는 것은 폐라고 할 수 있다.

물론 폐만이 아니고 혈액이 깨끗하고 충만해야 피부도 윤택해지며, 몸 안의 여러 가지 진액(체액)이 원활하게 공급되어야 피부가 아름답게 된다. 혈액은 기에 의해 움직이고 진액은 대장의 작용에 의해 피부와 모발에 공급된다.

변비가 심한 사람은 얼굴에 기미나 여드름이 잘 끼고 피부도 거칠다. 따라서 폐와 대장이 피부에 직접 영향을 주는 가장 중요한 장기라고 할 수 있으며, 여기에 오장육부의 건강이 좋을 때 피부는 아름답게 된다는 것을 알 수 있다. 물론 신체의 각 부위마다 영향을 주는 장부가 다르며, 이는 앞으로 좀더 자세히 언급하기로 한다.

피부 관리를 위한 식사법

피부 중 가장 신경이 많이 쓰이는 곳은 역시 얼굴이다. 피부의 건강은 전체적으로 폐가 주관하지만, 얼굴은 여기에 더하여 위장과 심장이 영향을 준다. 소화 기능이 나쁜 사람은 반드시 얼굴이 거칠거나 무언가가 잘 난다. 심장이 약해도 마찬가지이다.

한의학에서는 얼굴로 몸 전체의 건강도 알아본다. 이는 얼굴의 각 부위마다 연관된 장부가 다르기 때문인데 이마는 심장, 코는 비위, 왼쪽 뺨은 간, 오른쪽 뺨은 폐, 입과 턱은 신장 등이다. 따라서 똑같은 여드름이라도 나는 부위에 따라 원인이 다르게 된다.

여드름이 나는 사람을 잘 관찰해 보면 여기저기 막 나는 것이 아니고, 대개 사람마다 잘 나는 부위가 고정되어 있다. 이는 그 부위와 연관된 장기에 문제가 있기 때문이다. 따라서 치료도 얼굴이 아니라 내부의 장기를 치료해야 한다.

위에서 본 것처럼 오장육부 모두가 피부의 건강과 연관이 깊다. 그러므로 이런 피부를 잘 관리하려면 몸 전체의 건강을 고려해야 한다. 그러나 그중에서도 먹는 것이 가장 중요하다.

일반적으로 피부 관리를 위한 음식으로 기름지고 자극이 강한 것은 나쁘다. 이미 2천년 전의 『황제내경』에서는 '고량지질'이라고 하여 맛있고 기름진 음식으로 인한 질병을 언급하고 있으며, 그 병으로는 주로 피부에 나는 종기 등을 들고 있다. 따라서 음식은 담백하게 먹어야 한다. 특히 야채는 피를 맑게 하므로 자주 많이 먹을 일이다.

그리고 아침과 점심은 넉넉히 먹되 저녁은 반드시 적게 먹는다. 아침을 먹어야 지방질이 소모되어 살도 빠진다.

음식은 골고루 먹되 그때그때 나는 제철 음식을 먹어야 한다. 음식을 골고루 먹는다는 것은 무조건 여러가지를 먹는 것이 아니고, 맛이 다른 여러가지 음식을 골고루 먹어야 한다는 말이다.

제철 음식을 먹어야 한다는 것은 계절에 맞게 자란 음식이어야 우리 몸에 좋다는 말이다.

예로 오이나 시금치는 여름에 나는 채소로 성질이 좀 차다. 그래서 더운 여름에 먹이야 몸에도 도움이 된다. 과일 중 사과는 그 성질이 약간 따뜻하다. 그러므로 추워지기 시작하는 가을부터 겨울에 걸쳐 먹는 것이 제일 좋다. 수박, 딸기 등 모든 과일과 채소는 제철에 날 때 먹어야 몸에도 좋고 피부 미용에도 좋다. 수입 농산물은 방부제 등이 문제가 아니라 그 성질이 우리의 몸과는 전혀 다를 뿐만 아니라, 계절에 관계없이 들어오기 때문에 혀끝을 즐겁게 해주는 것 이외에는 백해무익하다.

제4부

올바른 의사, 올바른 환자

우리 사회에는 한의학에 대한 맹목적인 맹신이
있는가 하면, 비과학적이고 전근대적인 방법이라는
비판 또한 만만치 않게 뒤섞여 있습니다.
제가 보기에 이러한 양측의 오해가
한의학에 대한 과학적 인식을 방해하는
뿌리가 되고 있습니다.
그런데 만약 환자의 입장에서 이런 오해를
갖는다면 치료에 상당한 차질을 가져오게 됩니다.
그렇기 때문에 문제는 심각합니다.
한의학에 대한 올바른 인식을 우리 모두가 갖게
되길 바라며 몇 편의 글을 제안 삼아 싣습니다

보약은 치료약이다

보약이라고 하면 무엇이 생각날까?

아마도 녹용이나 인삼이 생각나고 바로 뒤이어 큰 경제적 부담이 떠오를 것이다. 그리고 이어서 몸이 허약하거나 피로를 많이 느낄 때 먹는 약, 아니면 더 부정적인 사람은 먹든 먹지 않든 별반 차이가 없는 약이라고 생각할지도 모르겠다. 옛날에는 보약을 쓴다는 것을 감히 생각지도 못했기 때문에 이런 생각이 굳어졌는지도 모른다. 또 한의사가 아닌 사람들이 병과는 관계없이 보약을 남용하여 이런 결과를 가져왔을지도 모르겠다.

확실히 요즘에는 보약이 남용되고 있다. 경제적으로 여유가 있는 사람은 큰 병이 없어도 철마다 보약을 먹기 원할 정도로 많이 일반화되었다. 심지어 건강 식품 가게나 장터에서, 혹은 개소주집이나 장사꾼에 의해 보약이 판매되고 있다. 무슨무슨 명절이면 보약이 효도 식품 정도로 둔갑되어 대량으로 유통되기도 한다. 그러나 보약에 대해 조금 더 생각해 보면 이런 행위가 얼마나 심각한 문제가 있는지 알 수 있다.

보약의 대표로 인정되는 녹용을 보자. 우리나라가 전세계 소비량의 90% 이상을 소비한다고 하는데 이는 당연한 일이다. 왜냐하면 전통적인 한약을 사용하는 나라가 중국, 대만, 북한, 그리고 우리나라 정도인데 중국과 북한에서 녹용이 일반적으로 사용되기에는 한계가 있다. 그러므로 결국 대만과 우리가 사용하는 것인 만큼 우리가 전체 사용량의 몇 퍼센트를 차지하는가 하는 문제는 별 의미가 없다. 이는 마치 개고기의 전세계 소비량 중 우리가 얼마나 차지하는가 하는 문제와 똑같다. 문제는 그 녹용이 어떻게 사용되는가 하는 데에 있다.

녹용은 전반적으로 양기를 돋우는데 여기에 더하여 혈기를 보충해 주어 정액이나 뇌수도 증가시키며 근골도 튼튼하게 하고 정신적 과로도 치유하고 어지럼증과 이명증 등 여러가지 귀의 질환에도 쓰인다. 그리고 눈이 침침할 때도 쓰이고 허리나 무릎이 시릴 때, 양기 부족, 부인과 질환에도 두루 쓰인다. 여기에 더하여 최근의 연구에 따르면 녹용은 임파 세포 등에 작용하여 면역력도 길러주고, 백혈구 감소증에도 큰 효과가 있음이 증명되었다. 그러나 이렇게 만병통치격으로 쓸 수 있는 듯이 보이는 녹용도 잘못 사용하면 오히려 해가 된다. 다만 그 부작용이 당장 나타나지 않고 서서히 나타날 뿐이다.

한의학은 음양의 조화를 맞춰서 병을 예방할 뿐만 아니라 병이 든 뒤에도 역시 음양의 조화를 맞추어 병을 치료하려 한다. 왜냐하면 병이란 어떤 외부의 적이 침입했기 때문에 생긴 것이라고 보기보다는 우리 몸의 음양 조화가 깨졌거나 몸의 저항력이 약할 때, 곧 원기가 허할 때 외부의 적이 들어와 음양의 조화를 더욱 망가뜨려 놓은 것으로 보기 때문이다. 다음의 그림을 살펴보자.

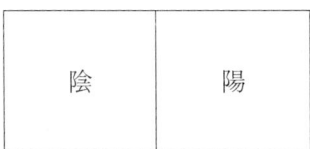

위 그림에서 음과 양은 균형을 맞추고 있다. 그런데 다음의 그림은 양이 부족하다.

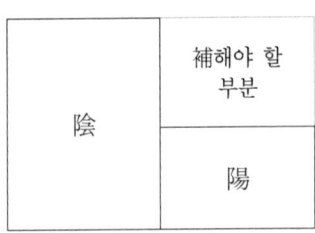

이 부족한 부분을 채워서 다시 음양의 조화 상태로 만드는 것
이 한의학의 치료 방법이다. 이렇게 보충하는 것을 한의학에서
는 보補한다고 한다. 그리고 이때 쓰이는 약이 보약이다. 반대의
경우를 보자.

이 그림에서는 양이 음보다 더 올라가 있다. 필요 이상으로
커져 있는 부분을 덜어 내어 다시 음양의 조화 상태로 만드는

것이 한의학의 치료 방법이다. 이렇게 덜어내는 것을 사瀉한다고 한다.

음양의 보사는 한의학 치료의 가장 기본이 되는 방법이다. 따라서 보약은 그저 몸보신을 위해 먹는 약이 아니라 음양의 조화를 맞추기 위한 치료약이다. 꼭 녹용만이 아니라 가격이 싼 약이라도 모자라는 것을 보충하기 위해 쓰인다면 그 약은 당연히 보약이 되는 것이고, 반대로 아무리 비싼 약이라고 해도 넘치는 것을 덜어내기 위해 쓰인다면 사하는 약이 된다. 보할 때 보하고 사할 때 사하는 치료가 이루어져야지, 만일 보할 때 사한다든지 사할 때 보한다든지 하면 당장에는 별 무리가 없을 수도 있지만, 결국에는 음양의 조화가 깨져서 건강을 해침은 물론 수명을 단축하는 길이 될 것이다.

보사를 거꾸로 할 때도 문제이지만 한의학의 음양 원리를 무시하고 약물의 성분만을 생각하여 약을 쓰는 것도 큰 문제이다. 한약에서 어떤 성분만 꺼내어 서양 의학의 원리에 따라 쓴다면 그렇게 큰 문제는 없겠지만, 한약 자체를 서양 의학의 원리에 따라 이 약재에는 어떤 성분이 주된 성분일 것이므로 이 병에는 이 약을 쓴다는 식으로 사용한다면 그것은 큰 문제이다. 서양 의학과 한의학을 결합할 수 있는 이론적 장치가 전혀 없는데도 이를 무시하고, 어떤 병에 어떤 약을 쓰니까 좋더라는 식의 태도는 인체를 대상으로 한 동물 실험에 불과하다.

한의학의 발전 혹은 '과학화'는 서양 의학, 나아가 서양의 과학 전반에 걸친 재검토를 요구한다. 한의학이 문제로 되는 것이 아니라 거꾸로 서양 의학이 문제로 되는 것이며, 더욱이 한의학의 관점에서 기존의 이론을 근본적으로 검증해야 할 필요가 생기는 것이다.

보약은 다른 모든 약과 마찬가지로 건강 회복을 위한 치료약이다. 따라서 보약은 길거리에서 마구 구입해서는 안된다. 정확한 진단이 먼저 있어야 하며, 이에 따라 음을 보할 것인지 아니면 양을 보할 것인지를 결정해야 하고 거기에 맞는 약재를 골라야 한다. 또한 보하는 데에는 음양만이 아니라 기와 혈도 있다. 그래서 보약은 보기補氣를 하는 약과 보혈補血하는 약이 다 다르다. 여기에 각자의 체질이라는 요소가 더해진다.

예로 인삼이 아무리 좋아도 소양인에게는 별 효과가 없을 뿐만 아니라 심하면 부작용이 따른다.

이렇게 모든 요소를 살펴서 약을 지어야지 그렇지 않으면 돈 주고 몸을 상하는 결과를 가져오게 될 것이다.

한의학적인 관상법

때로 한의원에 와서 사주나 관상을 보아 달라는 사람이 있다. 심지어 택일을 해 달라는 사람도 심심치 않게 있다. 이런 관습이 언제부터 있었는지는 잘 모르나 대개가 한의학을 하면 관상쯤은 볼 수 있다고 믿는 것 같다. 이런 경우를 당하면 다소 당혹스러운 것도 사실이지만 한의학적인 관상은 있다. 이는 일반적으로 점쟁이들이 말하는 관상과는 다르지만, 한의학적으로 그 사람의 체질이나 병의 상태 등을 알아보는 방법이 있다. 40살이 넘으면 자신의 얼굴에 책임을 지라는 말도 얼굴에 그 사람의 성격이나 건강 상태 등이 반영되어 나타나기 때문에 나온 말이리라.

한의학에서 보는 관상은 그 사람의 팔자나 운명에 관한 것이라기보다는 건강에 관한 것이다. 얼굴은 우리 인체의 축소판이라고 할 만큼 각 장부의 상태가 반영되어 있다. 한의학의 진찰 방법에는 크게 네 가지가 있는데 첫째가 보는 것이며, 그리고 듣는 것, 물어 보는 것, 손을 대어 아는 것(맥을 잡거나 배를 눌러 건강 상태를 살피는 법) 등이 있다.

이 가운데 그저 보고 아는 것이 바로 한의학적인 관상법이라고 할 수 있는데, 흔히 불문진단법이라고 하는 것이 바로 이 방법이다. 곧 환자에게 어디가 아픈지 묻거나 맥을 잡지 않고도 건강 상태를 알 수 있는 방법이다. 물론 위의 네 가지 방법을 모두 동원하여 진찰하는 것이 가장 바람직한 방법이며, 맥이나 그 어느 하나에만 의존하는 방법은 완전한 방법이 아니다.

그저 보기만 해서 병의 상태를 알아내는 법(망진법)에는 매우 다양한 방법이 있는데, 여기에서는 얼굴의 변화와 건강 상태와의 관계를 알아보기로 한다.

가장 먼저 보는 것은 그 사람의 정신 상태이다.

눈동자가 빛이 나면서 총기가 있어야 건강한 사람이다. 동작도 단정하고 말에 조리가 있으면서 힘이 있고 호흡도 고르게 나타나면 건강한 사람이라고 할 수 있다.

둘째는 얼굴의 색이다. 동양 사람은 황색을 띠는데, 이는 모든 색을 구성하는 청·적·황·백·흑 다섯 가지 색 중에서 중심이 되면서 가장 근본적인 색이다. 황색이 약간 선홍색을 띠면서 윤

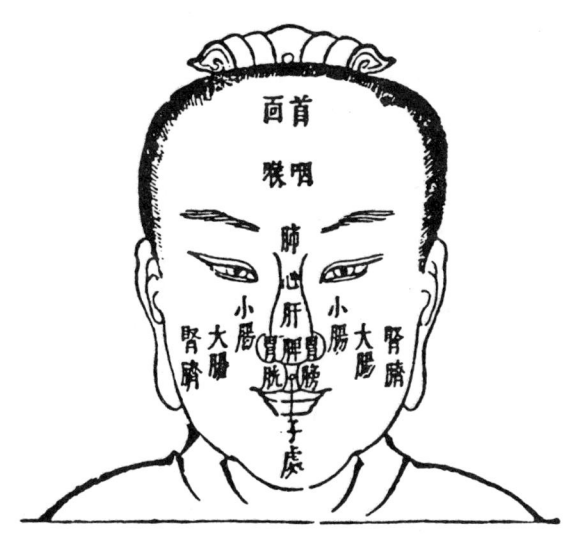

얼굴에 나타난 색과 오장육부와의 관계를 보여주는 그림. 장개빈 『유경도일』 「장부색현면부도臟腑色見面部圖」.

기가 있으면 건강한 색이다. 얼굴에 윤기가 없으면 일단 병적인 상태로 들어갔다고 보아도 틀림이 없다.

얼굴의 각 부위마다 각 장기가 연관되어 있어서 특정한 부위에 이상이 나타나면 그 연관된 장기의 병변을 의심하게 된다. 코의 끝부분인 콧방울은 비위와 연관이 있으며 콧날과 그 옆은 간과 담, 양 눈동자 사이의 코가 끝나는 부분은 심장, 양 눈썹 사이의 공간은 폐, 그 위는 목구멍, 광대뼈가 있는 부분은 대장, 그 바로 아래는 신장, 인중 부위는 방광 및 자궁과 연관된다.

술을 많이 먹어서 딸기코가 되는 것은 술로 비위와 간이 상했기 때문에 술의 열독이 콧방울 주위로 나타나는 것이다.

대장이 안 좋아 변비가 심하거나, 혹은 설사가 나는 등 배변이 불규칙한 사람은 광대뼈 근처에 기미나 주근깨가 많이 난다.

한편 음기가 부족하고 불필요한 열이 나는 경우를 한의학에서는 음이 허하여 화가 제멋대로 치솟는다고 하는데(음허화동), 이런 사람은 광대뼈 밑의 신 부위가 불그스레하게 된다. 요즘으로 말하자면 폐결핵이 대표적인 예인데 속설로 도화색이 돈다고도 한다. 이런 사람은 몸 속은 매우 허약하면서도 음욕이 치솟아 이를 억제하지 못하고, 마음대로 정기를 발설해 버리면 병은 더 깊어져서 고칠 수 없게 된다.

사상 의학에서도 얼굴의 모양이나 몸에서 느껴지는 느낌을 중요시하는데, 예로 태음인은 콧방울이 비교적 넓고 모공이 크며 좀 점잖은 느낌이 든다. 소음인은 앞머리가 고수머리인 경우가 많고 모공이 작고 침착하며 단정한 느낌이 든다. 소양인은 앞머리가 성글고 뻐드렁니가 많으며 날래고 추진력이 있어 보인다. 태양인은 수척해 보이나 용모가 뚜렷하다. 과단성도 있어 보인다. 이중 소양인은 많은 경우에 눈초리가 올라가 있어서 가만히 있어도 마치 화내고 있는 듯 보이는 사람이 많다.

사상인의 구별은 쉽지가 않고 여기에서 말한 것도 일반적인 상황만을 말한 것이다. 최근 음식이나 약물 등으로 체질을 판정하는 경우도 있지만, 그것은 사상 의학과는 별 관계가 없는 것이다. 전문가에게 자신의 체질을 판정받아야 한다.

이와 같이 얼굴은 인체의 건강과 밀접한 관계가 있다. 늘 강조하는 말이지만 얼굴의 어느 부위에 이상이 있다면 화장이나 부분적인 치료로 그치지 말고 좀더 근본적 원인을 찾아야 한다. 특히 화장은 가능하면 피하고 불가피하면 최소한으로 그쳐야 할 것이다. 특히 한의원을 찾을 때는 화장을 하지 않고 가야 정확한 진단을 받을 수 있다.

편작의 진찰법

대부분의 환자들은 의사가 자신의 병에 대해 잘 알아맞히고 그 병의 예후(앞으로의 경과)에 관해서도 정확히 설명해 주기를 바란다. 이것은 병이 빨리 낫기를 바라는 환자의 입장에서는 당연한 요구일지 모른다. 실제로 훌륭한 의사라면 환자의 그러한 입장을 이해하고 환자가 앓고 있는 병과 그 병의 예후에 대해 자세히 설명해 줄 수 있어야 한다. 그런데 이러한 요구가 지나친 경우도 종종 발생하고 있다.

특히 한의사에게 그저 환자를 바라보기만 하고(심하면 보지도 않고) 병을 알아 내고 치료해 주기를 바라는 사람이 의외로 많다. 어떤 경우는 아무 말도 하지 않고 손목만 내밀며 진맥만으

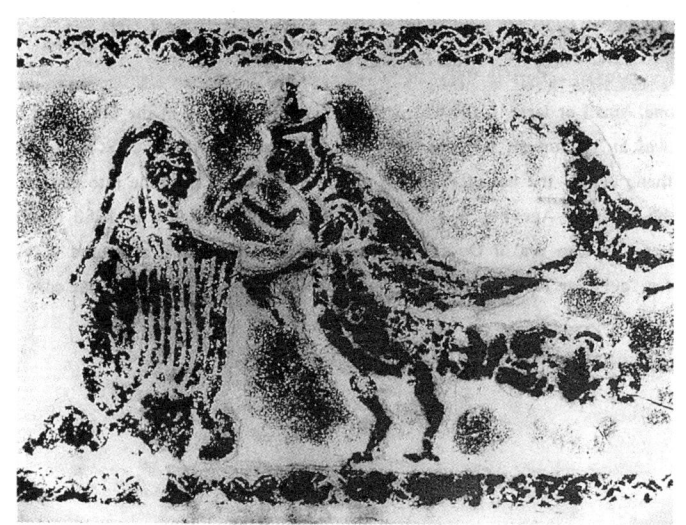

편작은 의신醫神으로까지 받들어지는 인물로 흔히 까치로 상징된다.
까치는 미래를 예언하는 새이다. 그림은 까치로 표현된 편작이 침을
놓는 장면이다.

로 병을 알아내고 치료하라는 사람도 있다. 서양 의학에서는 여러 가지 기계를 사용하여 병명을 알아내고 이에 따라 치료한다. 그런데 한의학에서는 거의 전적으로 한의사 개인의 능력에 의존하여 진찰하고 치료하기 때문에 이러한 경향이 더 큰 것 같다. 그저 바라보고만 병을 아는 사람, 맥만 짚어서 병을 아는 사람, 생년월일만 갖고 병을 아는 사람…… 과연 누가 가장 뛰어난 의사일까?

역사상 최초의 가장 위대한 의사의 하나로 오늘날까지 사람의 입에 오르내리는 사람 중에 편작이 있다. 편작의 진찰법을 보면서 누가 가장 뛰어난 의사인지 살펴보기로 하자.

『사기』「편작열전」에는 편작이 의술을 펼치는 모습이 아주 생동감 있게 묘사되고 있다.

편작은 대체로 전국시대 후기에 활동했던 의사로서 죽은 사람도 기적같이 살려내는 사람이었다고 한다.

편작은 젊어서 객지 생활을 하고 있었다. 그러던 중에 장상군이라는 사람에게서 은밀히 전해지던 어떤 약을 상지수로 복용하고 나자, 담 넘어 있는 사람도 볼 수 있게 되었다고 한다. 오늘날로 보면 다소 황당한 말이 아닐 수 없는데, 그 글을 자세히 읽어보면 결국 편작의 투시술이란 실제 오장육부를 들여다보았다는 의미라기보다는, 신체의 밖으로 드러난 증상을 갖고 인체 내부의 변화를 정확히 예측하고 치료할 수 있었다는 의미로 이해된다. 곧 편작은 "병이란 내부의 반응이 밖으로 드러나게 되는 것이어서, 체표의 사소한 증상으로도 먼 미래의 예후를 알 수 있다"고 주장하는 것이다.

한의학은 바로 이와 같이 사람이 어떤 병에 걸렸을 때 밖으로 드러나는 증상을 종합하여 그 병의 근원을 찾고, 이에 따라 병의 근본 원인을 제거하는 것이다. 따라서 단순히 열이 나면 열을 없애고 소화가 안되면 소화제를 투여하는 방법은 한의학과 별 관계가 없다. 임상에 활용하기 쉽게 가장 간단하게 편집한 『방약합편』에도 소화 불량의 원인을 20여 가지로 나누고 있다.

밖으로 드러난 병의 증상을 체계적이고도 과학적으로 찾는 방법이 바로 한의학의 진찰법인데 여기에는 네 가지가 있다.

하나는 망진이라는 것으로 환자의 얼굴이나 몸의 상태, 대소변 등 눈으로 관찰 가능한 모든 자료를 모아 병을 알아내는 것이다. 한의학에서는 얼굴의 각 부위마다 나타나는 색깔이나 혀, 손톱, 털의 상태 등 전신을 세분화하여 판단한다.

둘째는 가장 일반적으로 쓰이는 것으로 어디가 아픈지를 환자나 보호자에게 묻는 방법이다.

셋째는 진맥을 포함하여 몸의 여기저기를 만지거나 눌러서 병을 알아내는 방법이다.

넷째는 듣고 아는 방법이다. 환자의 목소리, 숨소리, 기침소리 등을 듣고 이를 기초로 병을 알아낸다. 한의학에서는 이 네 가지 방법을 기초로 병을 알아내고 치료를 결정한다.

그러면 어떤 의사가 가장 뛰어난 의사일까 ?

한의학의 고전인 『황제내경』을 보면 황제가 기백에게 이렇게 물어보고 있다.

내가 듣기에 안색을 보고 병을 아는 사람을 '명'明이라고 하고, 맥을 잡아서 병을 아는 사람을 '신'神이라 하고, 물어서 병을 아는 사람을 '공'工이라고 하는데 어떠합니까" 기백이 대답하기를 "(위의 진찰법 중) 하나를 알면 보통 의사라 하여 '공'이라고 하고 둘을 알면 비교적 고명한 의사라 하여 '신'이 라고 하고, 셋을 모두 알면 가장 뛰어난 의사라고 하여 '신명' 神明하다고 합니다.

여기에서 분명히 나타나는 것처럼 가장 뛰어난 의사는 그저 보고만 아는 사람도 아니고, 맥만 잡아서 아는 사람도 아니고, 물어서 아는 사람도 아니다. 가장 뛰어난 사람은 이 모든 것을 다 아는 사람인 것이다. 따라서 신중한 의사라면 반드시 이 모든 방법을 사용하여 환자의 병을 알아내기에 최선을 다해야 할 것 이다. 또한 환자의 입장에서도 어느 하나의 방법에만 의지하지 않고 의사의 진찰에 적극 협조하는 것이 병의 발견과 치료에 가 장 빠르고 안전한 길임을 이해해야 할 것이다. 평생 한번도 의사에게 건강을 의지할 필요 없이 살아갈 수 있다면 더할 나위가 없겠지만, 어차피 의사와 환자의 관계를 가질 수밖에 없는 것이 현실이다. 그렇다면 올바른 환자와 올바른 의사의 관계를 이해하는 것이 가장 바람직한 양생법의 하나가 되지 않을까.

뇌막염의 한의학적 치료

최근 뇌막염이 크게 유행하여 병원마다 입원실이 부족할 지경이라는 보도가 있었다. 그러나 정작 한의원에는 뇌막염 환자가 거의 없어서 심한 대조를 보이고 있다. 본래 이 책은 질병의 치료를 위한 것이 아니고 양생을 위한 일반적인 한의학 상식을 알리기 위한 것이다. 그러나 뇌막염이 유행하고 있는 상황에서 어린이를 고통에서 구하고 뇌막염에 대한 한의학적 치료가 더욱 대중화되기를 바라는 마음에서 특별히 뇌막염에 대한 치료를 언급하려고 한다.

뇌막염은 보통 3일에서 7일 정도의 잠복기를 갖는데, 열이 많이 나고 머리가 아프며 배도 아프고 토하기도 하고 목구멍이 아프면서 콧물도 나는 등 처음에는 감기와 비슷하기도 하고 체한 것 같기도 하다. 그러나 전반적으로 증상이 좀더 심하면서 병이 급격히 변한다. 또한 더 진행되면 피부 밑에 출혈이 되어 반점이 나타나기도 하며 목이 뻣뻣해지거나 정신이 맑지 않고 자꾸 자려고 하는 등 이런 증상을 처음 대하는 부모는 매우 당황하기 마련이다. 더욱이 일부 과장된 언론의 보도로 단순한 감기인데도 증상이 조금만 비슷해도 무조건 큰 병원을 찾는 경우도 있어서 치료의 어려움은 더욱 커지고 있다.

한의학에서는 이를 온병의 범주로 본다. 온병이란 요즘의 말로 하자면 급성이면서 열성인 전염병에 해당되는 질병들을 말한다. 뇌막염이건 뇌염이건 모두 이런 범주에 속하는 병들이다. 한의학에서는 특히 이들 질병이 주로 봄에 많이 발생한다고 하여 춘온이라고 하였는데, 꼭 봄이라는 시간만을 염두에 두고 붙인 이름은 아니다. 봄은 바람도 많고 좀 더운 듯하다가 갑자기 추워지는 등 기후의 변화가 심한 때이므로 이런 변덕스러운 성질을 병에 비유한 것이다.

춘온은 병의 정도에 따라 다시 네 가지의 종류로 구분하고 있는데, 요즘 문제가 되고 있는 것은 비교적 초기의 춘온이다. 소위 가성 뇌막염이라는 것도 바로 이런 범주에 속하는 것이다.

어떤 병이든 마찬가지이지만, 특히 뇌막염은 초기 치료가 중요하다. 처음에 열이 많이 날 때 이 열만 잘 잡아 주면 더 이상

병은 진전되지 않는다. 이 때의 열은 대개 고열이지만 항상 지속되는 것이 아니고 오르락내리락 한다. 이 때 일방적인 해열제의 투여는 오히려 어린이들의 체력만 손상시키기 일수이다.

초기 뇌막염의 한의학적인 치료로는 증상에 따라 『온병조변』에 나와 있는 은교산이나 『역진일득』에 소개되어 있는 청온패독음 등을 사용할 수도 있지만, 좀더 일반적으로는 백호탕에 가감하거나 가감시평탕을 사용하는 것이 좋다. 뇌막염의 초기에는 위의 약 한두 첩이면 해결되는 경우가 많다. 물론 이런 처방들은 환자나 보호자가 혼자 판단하여 사용할 수 있는 처방은 아니다. 뇌막염은 병의 진전에 따라 사망에도 이를 수 있는 병이다. 반드시 전문가와 상의하여 써야 한다.

뇌막염의 예방을 위하여 서양 의학에서는 위생적인 생활과 함께 충분한 영양 섭취와 휴식을 권하고 있다. 이외에 뇌막염을 예방하기 위하여 손쉽게 예방 접종을 택하는 부모들도 있는데, 이 때는 접종의 종류와 용도를 잘 알고 거기에 맞춰 써야 한다.

예방 접종은 각종 전염병으로부터 질병의 발생을 예방한다는 긍정적인 면도 있지만, 다른 한편으로는 오히려 인체의 전체적인 면역 기능을 떨어뜨리고 있는 것은 아닌가 하는 지적도 나오고 있다. 예방 접종을 했다고 전혀 전염병에 걸리지 않는 것도 아니다. 다만 그 확률이 적어질 뿐이다. 예방 접종을 절대시하는 태도는 위험하다.

한의학에서는 인체의 정기를 배양함으로써 전체적인 면역 기능을 높여 준다. 뇌막염의 예방 역시 인체의 정기를 높여 주면 되는 것이다. 에이즈에 감염되었으면서도 10여 년을 넘게 건강하게 살고 있는 어떤 외국인의 예에서도 알 수 있듯이, 인체의 정기가 강하면 어떠한 외부의 질병도 침범하지 못한다. 전염병이 유행할 때마다 그 병균 하나하나에 대한 예방을 할 것이 아니라, 모든 병균에 대하여 일거에 예방할 필요가 있다.

병이 걸리기 이전에 자신의 체질과 몸의 상태에 따라 적절한 양생의 원리를 지켜 나간다면, 그것이 바로 가장 중요한 예방이 될 것이다.

참고 문헌

의학과학원 동의학연구소 번역,『의방류취』1-20권, 의학출판사
(여강출판사 1991년 영인본. 동의학총서 16-35).

王琦 等 編著,『素問今釋』, 貴州人民出版社, 1981.

河北醫學院校釋,『靈樞經校釋』上下, 人民衛生出版社, 1982.

許浚,『東醫寶鑑』.

李濟馬,『東醫壽世保元』.

李時珍,『本草綱目』.

張伯端 撰, 仇兆鰲 集注,『悟眞篇集注』, 上海古籍出版社, 1989.

陳直 撰, 鄒鉉 續增,『壽親養老新書』, 上海古籍出版社, 1990.

曹庭棟 撰,『老老恒言』, 上海古籍出版社, 1990.

周守忠 編纂,『養生月覽』, 人民衛生出版社, 1989.

李建章 譯著, 『性命圭旨白話解』, 人民體育出版社, 1993.

高濂, 彭炎堃 外 編譯, 『命典-白話遵生八箋』, 廣西人民出版社, 1993. ·

李梴 原著, 이철완 編著, 『쉽게 보는 활인심방』, 일중사, 1993.

成百曉 譯註, 『懸吐完譯 論語』, 傳統文化硏究會, 1990.

北京中醫學院養生康復文獻編委會, 『中醫養生學』, 上海中醫學院出版社, 1989.

郭子光 張子游 編著, 『中醫康復學』, 四川科學技術出版社, 1986.

蕭天石, 『道家養生學槪論』, 中州古籍出版社, 1988.

손병권·전홍룡·윤규범, 『동의외과학』(여강출판사 1992년 재편집본, 동의학총서 5).

박찬국 편역, 『장상학』, 성보사, 1992.

송점식 撰, 『醫學輯要』, 문경출판사, 1991.

송점식, 『한방 피부미용』, 효림, 1993.

이태교 대표 집필, 『재미있는 물이야기』, 현암사, 1991.

리정복, 『장수학』, 과학백과사전출판사, 1987.

최진호 편저, 『평양의대 교수 리정복박사의 장수이야기』, 좋은 아침, 1993.

허정, 『허정 박사의 건강상식 164가지』, 한울, 1993.

樣思澍·張樹生 主編, 『中醫臨床大典』, 北京科學技術出版社,

1991.

林乾良 劉正才 編著, 『養生壽老集』, 上海科學技術出版社, 1982.

張有寯 主編, 한정광 옮김, 『양생대전』, 까치, 1993.

王烈 主編, 『中國自然療法大全』, 上海人民出版社, 1992.

周亞勛 張紀仲 主編, 『中國長壽大典』, 山西科學技術出版社, 1991.

北京中醫學院養生康復文獻編委會, 『中醫養生學』, 上海中醫學院出版社, 1989.

卞志强 主編, 『養生學辭典』, 福建人民出版社, 1991.

陶然 主編, 『養生益壽百科辭典』, 中國國際廣播出版社, 1991.

春湖養生硏究所編纂, 『中華養生大辭典』, 大連出版社, 1990.

洪健林 編, 『道家養生秘庫』, 大連出版社, 1991.

陳耀庭 李子微 劉仲宇 編, 『道家養生述』, 復旦大學出版社, 1992.

李志剛 張陶陶 編注, 『中國養生箴言集』, 中國國際廣播出版社, 1991.

王貴元 邵淑娟 主編, 『中華養生文獻精華註譯』, 中國國際廣播出版社, 1993.

吉元昭治, 『도교와 불로장수 의학』, 열린책, 1992.

박재갑 엮음, 『인간생명 과학』, 서울대학교 출판부, 1993.

Guyton, *Textbook of medical physiology*, Saunders Co., 1986.

Eugene Braunwald ed., *Harrison's Principles of Internal Medicine* Eleventh Edition, McGraw-Hill Co., 1987.

유동준 외, 『피부병 백과』, 서음출판사, 1992.

국홍일, 『고운 피부 젊은 피부』, 둥지, 1993.

B. F. 세르게이에쁘, 『생리학 에세이』, 나라사랑, 1991.

조규형, 『經驗秘方 妙藥奇方集』, 범진문화사, 초판 1971년, 증보판 1982년.

혜서원 편집부, 『신 건강상식 3000』, 혜서원, 1993.

박환서, 『건강 목욕법』, 빛샘, 1994.

이원섭, 『왕실 양명술』 상, 초롱, 1993.

郭靄春 主編, 『黃帝內經詞典』 上下, 天津科學技術出版社, 1991.

김동일 외 편찬, 『동의학 사전』, 과학백과사전 종합출판사, 1988(여강출판사 1989년 影印本).

이훈종, 『민족생활어 사전』, 한길사, 1992.

중앙과학기술통보사, 『동의가정료법』, 1987(푸른산 1990년 再編輯本 『동의학 가정요법』).

중의연구원·광동중의학원 편, 한종률·소균 번역, 『중의명사술어 사전』, 연변인민출판사, 1982(논장 1991년 영인본. 『한의학 명사술어 사전』).

傳維康 主編,『中國醫學史』, 上海中醫學院出版社, 1990.

의학과학원 동의학연구소 민간요법연구실,『민간료법집』, 의학

출판사, 1966(안덕균 감수,『한국의 민간요법』, 가서원, 1990).

加納喜光,『중국 의학과 철학』, 여강출판사, 1991.

任繼愈 主編,『中國哲學史』(전택원 옮김), 까치, 1990년.

任繼愈 主編,『중국철학사』1(이문주・최일범 옮김), 청년사,

1989년(원본 1978년 초판).

　이 책을 쓰면서 참고한 문헌들을 임의로 열거했다. 일일이 출
전을 밝히지 못한 점, 저자와 출판사에게 양해를 구한다.

찾아보기